中国医学临床百家

王佳琦 /著

面部年轻化手术

王佳琦 2017 观点

科学技术文献出版社
SCIENTIFIC AND TECHNICAL DOCUMENTATION PRESS

·北京·

图书在版编目（CIP）数据

面部年轻化手术王佳琦2017观点 / 王佳琦著. —北京：科学技术文献出版社，
2017.5（2023.7重印）

ISBN 978-7-5189-2335-9

Ⅰ.①面…　Ⅱ.①王…　Ⅲ.①美容—整形外科学　Ⅳ.①R622

中国版本图书馆 CIP 数据核字（2017）第 019192 号

面部年轻化手术王佳琦2017观点

策划编辑：孔荣华　责任编辑：孔荣华　孙苍愚　责任校对：张吲哚　责任出版：张志平

出　版　者	科学技术文献出版社
地　　　址	北京市复兴路15号　　邮编　100038
编　务　部	（010）58882938，58882087（传真）
发　行　部	（010）58882868，58882870（传真）
邮　购　部	（010）58882873
官　方　网　址	www.stdp.com.cn
发　行　者	科学技术文献出版社发行　全国各地新华书店经销
印　刷　者	北京虎彩文化传播有限公司
版　　　次	2017 年 5 月第 1 版　2023 年 7 月第 6 次印刷
开　　　本	710×1000　1/16
字　　　数	68千
印　　　张	7.5　彩插6面
书　　　号	ISBN 978-7-5189-2335-9
定　　　价	68.00元

序
Foreword

韩启德

　　欧洲文艺复兴后，以维萨利发表《人体构造》为标志，现代医学不断发展，特别是从 19 世纪末开始，随着科学技术成果大量应用于医学，现代医学发展日新月异，发生了根本性的变化。

　　在过去的一个世纪里，我国现代化进程加快，现代医学也急起直追。但由于启程晚，经济社会发展落后，在相当长的时期里，我国的现代医学远远落后于发达国家。记得 20 世纪 50 年代，我虽然生活在上海这个最发达的城市里，但是母亲做子宫切除术还要到全市最高级的医院才能完成；我患猩红热继发严重风湿性心包炎，只在最严重昏迷时用过一点青霉素。20世纪60—70年代，我从上海第一医学院毕业后到陕西农村基层工作，在很多时候还只能靠"一根针，一把草"治病。但是改革开放仅仅30多年，我国现代医学的发展水平已经接近发达国家。可以说，世界上所有先进的诊疗方法，中国的医生都能做，有的还做得更好。更为可喜的是，近年来我国医学界开始取得越来越多的原创性成果，在某些点上已经处于世界领先地位。中国医生已经不再盲从发达国家的疾病诊疗指南，而能根据我们自己的经验和发现，根据我国自己的实际情况制定临床标准和规范。我们越来越有自己的东西了。

要把我们"自己的东西"扩展开来，要获得越来越多"自己的东西"，就必须加强学术交流。我们一直非常重视与国外的学术交流，第一时间掌握国外学术动向，越来越多地参与国际学术会议，有了"自己的东西"也总是要在国外著名刊物去发表。但与此同时，我们更需要重视国内的学术交流，第一时间把自己的创新成果和可贵的经验传播给国内同行，不仅为加强学术互动，促进学术发展，更为学术成果的推广和应用，推动我国医学事业发展。

我国医学发展很不平衡,经济发达地区与落后地区之间差别巨大,先进医疗技术往往只有在大城市、大医院才能开展。在这种情况下,更需要采取有效方式,把现代医学的最新进展以及我国自己的研究成果和先进经验广泛传播开去。

基于以上考虑,科学技术文献出版社精心策划出版《中国医学临床百家》丛书。每本书涵盖一种或一类疾病,由该疾病领域领军专家撰写,重点介绍学术发展历史和最新研究进展,并提供具体临床实践指导。临床疾病上千种,丛书拟以每年百种以上规模持续出版,高时效性地整体展示我国临床研究和实践的最高水平,不能不说是一个重大和艰难的任务。

我浏览了丛书中已经完稿的几本书,感觉都写得很好,既全面阐述有关疾病的基本知识及其来龙去脉,又介绍疾病的最新进展,包括笔者本人及其团队的创新性观点和临床经验,学风严谨,内容深入浅出。相信每一本都保持这样质量的书定会受到医学界的欢迎,成为我国又一项成功的优秀出版工程。

《中国医学临床百家》丛书出版工程的启动，是我国现代医学百年进步的标志，也必将对我国临床医学发展起到积极的推动作用。衷心希望《中国医学临床百家》丛书的出版取得圆满成功！

是为序。

作者简介
Author introduction

　　王佳琦，中国医学科学院整形外科医院面颈部整形美容中心主任医师，教授，博士生导师，现任面颈部整形美容中心主任。作为科室主任，他带领科室开展科研研究，承担院校级科研课题十余项，首发基金和国家自然基金各一项，期间"超长斜方肌肌皮瓣修复颈部瘢痕挛缩"获得北京市科技进步二等奖。至今作为第一作者和通讯作者，在整形美容外科领域发表SCI论文十余篇，在国家级核心期刊发表论文六十余篇。担任《面颈部医学美容整形》主编，担任《整形美容外科手册》和《女性美容整形外科学》副主编。

　　王佳琦教授拥有丰富的临床经验，主要专业方向为面颈部年轻化手术（包括额部、颞部、颊部、颈部除皱术等），面部美容整形手术（包括重睑术、下睑袋切除术、假体隆鼻术、面部自体脂肪填充术等），眶周疾病的治疗（包括上睑下垂、先天性小睑裂综合征等），面颈部瘢痕修复，躯干四肢瘢痕畸形修复等。

前 言
Preface

作为一名整形外科医生，改善患者的外观和功能，提高患者的生活质量与自信心，是我们坚持不懈的追求。在外科的诸多分支中，整形外科是一门年轻的学科，经济的迅速发展带动了整形外科的崛起，整形美容与我们的生活结合的越来越紧密。然而，掌握这门年轻的学科却需要一名医师严谨认真地学习十余年。整形外科操作精细，每一针都包含了整形外科医师大量临床经验的积累，每一线的调整都是整形外科医师对于美的极致追求。

年轻，是人类共同的追求；貌美，是所有女性一生的梦想。面部年轻化手术，让年轻貌美不再遥不可及。那么什么是面部年轻化手术呢？要理解面部年轻化手术，就要从面部的衰老谈起。常人理解的面部衰老就是皮肤松弛、皱纹增多、皮肤不再如年轻时光泽。那么将松弛的皮肤拉紧，不就年轻了吗？这样的理解也不能算错，这也是面部年轻化手术常叫"拉皮"手术的由来。但是面部的衰老远远没有这么简单，将我们年轻的脸庞支撑起来的组织有骨骼、面部肌肉、拉紧各种组织的韧带以及皮下饱满的脂肪组织，随着时间的流逝，肌肉和韧带组织松弛，皮下及组织间脂肪的下垂、流失，让我们的脸由里到外同步衰老，那么要真正解决这些衰老的问题，我们就需要借助外科手段由内而外一层一层将下垂松弛的组织归位，让衰老的面部重新呈现年轻，这就是我们所提出的面部多层次多点悬吊的除皱手术。真正面部年轻化的手术绝非"拉皮"这么简单，"拉皮"手术也绝不仅仅是拉拉皮就能做到的。经过数十年的不断探索，面部年轻化手术已经发展成熟，良好的术后效果也吸引着越来越多爱美的患者。

在追求面部年轻的道路上，并不是一帆风顺的，每一位求美者都需要经过凤凰涅槃，才能浴火重生。在面部年轻化这条道路上，我也不是没有过动摇，没有过彷徨，手术也并非都完美无缺。有人曾质疑说，做完手术要恢复半年，等过不了几年又老了，做这个手术有什么意义呢？是的，恢复是需要时间，人也会再老，曾经我也不停地追问自己：这个手术有意义吗？对患者有意义吗？对我有意义吗？

到今年，距离我开展这项手术已经过了十几个年头了，当年做完手术的患者陆陆续续地回到我的门诊进行复诊，有一位台湾的患者十多年前曾在我这里做了面部年轻化手术，当她满面春风活力四射地讲述她手术后的生活改善，看到她比同龄人年轻的面庞，我感到这就是手术的意义所在。还有一位患者也是多年前在我这里做了面部年轻化的手术，现在回来复诊，她认真地对我说："王主任，您不知道这个手术给了我多大的自信，只有我自己知道我的生活，我的人生都因此变得多彩了。"这样鲜活的例子还有很多，我就像一个庄稼人，曾经种下的种子，在天命之年看到了丰硕的果实，如今的我早已不再彷徨，手术的意义就是让患者重拾自信，幸福地生活，对我而言手术是我帮助患者追求幸福的手段，作为一名整形外科医师，我矢志不渝，亦无怨无悔。

王佳琦

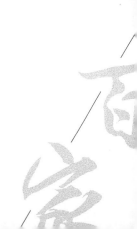

目 录
Contents

头面部的层次解剖

1. 脑颅骨和面颅骨的解剖特点有助于理解面部的骨骼支架

脑颅骨和面颅骨除了对相应部位的各种器官和结构起到支持和保护作用，利于各脏器的正常功能发挥外，在美容整形外科上，它更具有外形塑造意义。虽然它并不是颅面部外形塑造的唯一因素，但却是重要因素之一。例如眉弓和鼻骨的状态使东、西方人产生明显的外观区别。高颧骨则往往是蒙古人脸部特有的风格。肥大且外翻的下颌角通常是女性要求颅颌面整形外科医师施行手术的位置。

在本节中，本着突出重点的原则，仅对颅骨做简单的介绍。主要是因为其内容十分庞杂，且这一领域中的整形外科手术（除颅颌面外科外）深入到骨骼的机会并不太多。

脑颅骨和面颅骨是构成面部的基本框架，它们共由 23 块骨块（听小骨未包括在内）构成，其中有 16 块骨是成对的，它们基本上对称的分布于颅中线的两侧，另外 7 块不成对的均分布于颅的中轴线上。脑颅骨共 8 块，分别为额骨、顶骨、枕骨、颞骨、蝶骨和筛骨。这 8 块骨共同围成一个骨腔，称为颅腔，其内容物为脑。面颅骨共 15 块，包括鼻骨、泪骨、上颌骨、颧骨、下鼻甲骨、腭骨、犁骨、下颌骨和舌骨等。它们不仅为视器、气道和食道等提供了保护和执行功能的良好条件，并且位于气道和食道的起始部，为颜面部的形态打下了良好的基础。

在头面部除了这些骨性结构外，还存在有软骨性的支架，就是耳软骨和鼻软骨。耳软骨由弹性软骨构成，而鼻软骨则由透明软骨构成。

耳软骨的外形极不规则，但其与耳郭的外形极为相似，但缺乏耳郭的耳垂部分。在耳屏与耳轮之间有裂隙，由致密结缔组织所联系。

鼻软骨位于鼻的下部，包括隔背软骨、大翼软骨、小翼软骨、鼻副软骨和犁鼻软骨等。其中隔背软骨又可分为鼻隔板和鼻背板两部分。鼻隔板是构成鼻中隔前下部的基础。鼻背板为成对的三角形软骨构成鼻外侧面中部的基础，其前缘上部与鼻隔板直接连接，下部被一窄缝与鼻隔相分离，借助结缔组织与之相连。大翼软骨为成对 "U" 形弯曲骨板，是构成鼻尖、鼻柱前部及鼻翼部的主要支架。小翼软骨的数目不定，每侧可有 2 ～ 4 片，位于鼻翼后部，大翼软骨和上颌骨额突之间。鼻副软骨的数量、位置及形状均不恒定，多数在鼻背板与大翼软骨之间，但也可以缺如。犁鼻软骨位于后下缘下部的两侧，附着于犁骨、上颌骨及鼻隔板。

　　脑颅骨和面颅骨的内、外侧面均由骨膜所包裹。颅骨的外膜厚而致密，仅借少量的结缔组织与颅骨相连，故在术中较易剥离。但在骨缝处，外膜与骨缝间有着紧密的连接，因此，这不仅使外骨膜下血肿或脓肿可以局限在一块骨的范围之内，而且也给手术剥离骨膜造成巨大困难，甚至引起骨膜的破裂，进而不能起到完整剥离的目的。颅骨外膜对颅骨的营养作用较小，因此手术剥离后，不会引起颅骨的坏死。颅骨内膜在颅腔内，基本构成硬脑膜的外层，但在颅底部，它与颅底骨之间连接较紧密，因此，在颅底骨折时，它往往随之破裂，可造成脑脊液的外渗。

　　颅骨的连结绝大多数为骨缝连结。少数地方存在有软骨连结，如蝶枕软骨连结（可骨化成骨性连结）、蝶岩软骨连结（一般不发生骨化）等，除此之外，颞下颌关节是颅骨间唯一关节连结（除外各小骨之间的关节连结）。而舌骨通过茎突舌骨韧带与颅相连（虽然缝连结在其本质上应属于韧带连结的范围，但在表现形式上舌骨韧带与骨缝之间有着巨大差异。因此将舌骨与颅的连结另提）。颅的骨缝连结在婴儿期可表现为结缔组织膜的连结，随着膜内成骨过程的进行，膜逐渐为骨所替代，并在相邻两骨缘之间加厚形成韧带连结，但随着年龄的增长，这种韧带连结也逐渐骨化而形成骨性连结。

　　颞下颌关节由下颌小头与颞骨的下颌窝及关节结节构成，其关节较松，关节面之间有关节盘，将关节腔分为上、下两部分。该关节由颞下颌韧带、蝶下颌韧带以及茎突下颌韧带协助维持关节的稳定，同时还有部分翼外肌的肌腱穿入关节附着于关节盘上。

2. 了解头面部骨骼肌及深筋膜的解剖位置是掌握面部年轻化手术的基础

头面部的深筋膜不如人体其他区域发达，绝大多数的表情肌、翼内肌和翼外肌表面均无深筋膜包裹，仅有肌外膜所包围。头面部 3 处深筋膜分别称为颞筋膜、腮腺咬肌筋膜和咽颅底筋膜，均存在于颅面部的侧方，以致有作者（如 Grey's Anatomy）指出"在上项线和上颞线以上，咬肌的前方除了骨膜以外，是不存在深筋膜的"。

颞筋膜覆盖于颞肌的表面，为颞肌部分纤维提供了附着部位，同时它又是人体最高部位的深筋膜，其浅面上方被帽状腱膜和耳上肌的浅筋膜所覆盖，在前方眼轮匝肌和耳前肌，颞浅动、静脉以及耳颞神经靠着耳的前方越过筋膜的浅面。颞筋膜前方在颧弓上方，与颞浅动脉处在同一平面，其内行走着面神经的颞支（或称额支）和部分颧支，自表情肌的深面进入所支的相应表情肌。颞筋膜起于上颞线和下颞线之间的骨膜面，在一些标本中，上缘在上颞线附近与帽状腱膜之间产生融合，不易分离；但在另一部分标本中，帽状腱膜在此并不与颞筋膜融合，而与耳上肌和耳前肌的腱膜相连续。随着颞肌的下降，颞筋膜也向下延伸并增厚和加强，在到达颧弓上方之前，颞筋膜分为深浅两层，浅层附着到颧弓的外侧面，并继续向下延续为腮腺咬肌表面的筋膜，而深层则附着于颧弓的内侧面，并向下延伸为咬肌深面的筋膜。颞筋膜在颧弓上下延伸为咬肌深面的筋膜。在颧弓上方分裂的两层颞筋膜之间，充填有少量的脂肪。笔者在此处所称的颞筋膜即为颞深筋膜，至于一些学者所提出的颞中筋膜是否存在的问题，笔者持否定的态度，理由如下：其一，在颞区能为深筋膜所覆盖的结构是唯一的（即颞肌），而其他一些结构如颞浅动脉、静脉、耳颞神经以及面神经的额支和颧支等均高于浅部结构。因此，不会像颈部那样，深筋膜分裂成多层，包裹不同层面上的不同结构。颞肌作为骨骼肌也没有必要由两层筋膜进行包裹。其二，颞筋膜不仅是作为包裹的被膜，同时也为颞肌纤维提供附着处。因此颞筋膜相对较厚，其深层部分由于作为肌肉附着点，也会相对的致密，这与浅部的相对疏松会形成反差，导致解剖时误会。其三，由于颅面部浅筋膜的膜层在颅面部发育以及在个体的发育中极不一致（这在论述浅筋膜时，进一步详细讨论）。因此，在颞区亦可以出现有浅筋膜层的情况。这些情况有时很难区分，但笔者相信一块肌肉要由两层筋膜去包裹，这是很难想象的。因此，笔者认为在颞区的层次，也和颅顶区或面部的层次无明显区别，其最大的差别在于因颞肌的存在而相应增加了颞筋膜的出现。再向浅部仍然是帽状腱膜、枕额肌额部、眼轮匝肌，耳上肌和耳前肌则处于同一层次（如果存在有浅筋膜的话，应在颞筋膜和帽状腱膜之间）。面神经的额支和部分颧支则位于帽状腱膜之下，浅筋膜膜层之上（如果存在的话）。颞浅动脉和耳颞神经最初与面神经分支处于同一平面，但也有标本中可以发现颞浅动脉的主干始终行于帽状腱膜下膜层之上直至颅中线部位。进一步向浅部就是浅筋膜的脂质层和皮肤。

腮腺咬肌筋膜较为薄弱，它覆盖于咬肌的表面，并形成腮腺的筋膜鞘——腮腺囊（它不仅包裹在腮腺的表面，而且向腮腺实质内发出许多纤维隔，将腮腺分隔成许多小叶。因此，腮腺不像下颌下腺一样，可以从筋膜鞘中很容易地分离出来。）腮腺咬肌此筋膜上始于颧弓，向下在下颌角部位移行于颈部深筋膜，在咬肌前缘的稍前方与颊咽筋膜相会合。筋膜的后方固定于乳突及外耳道软骨。

颊咽筋膜覆盖于颊肌的外面和咽的侧壁，质地较薄、疏松，该筋膜从翼突钩到下颌骨的颊肌嵴明显增厚，形成翼下颌缝，并成为颊肌的起始部分之一。且在颊肌、下颌支和咬肌内侧之间的空隙中有颊脂体（或称颊脂垫）填充。

在以往的文章中，对颊脂体的描述是：位于下颌支前缘，颊肌浅面的一个脂肪团块为主体，并有四个突，即颊突、颞突、翼腭突和翼突共同组成。但根据我们的观察，颊脂体的主体可分为前、中、后三叶，前叶位于眶下缘下方至腮腺导管的上方，覆盖于颊肌上半部，相当于过去描述的颊上半部。后叶位于咬肌和下颌骨支前方和颊咽筋膜之间，向上沿颞肌腱在颧弓下方进入颞窝，分为颞突浅部（介于颞筋膜和颞肌表面之间）和颞突深部（位于颞肌、颞骨和眶外侧壁之间的间隙中，并包裹于颞深前动脉周围）。后叶的下部连下颌骨体上缘水平，向前伸出颊突，覆盖于颊肌表面、腮腺导管以下部分。后叶向后内方，在翼内肌和翼外肌间隙之中，伸出翼腭突，填充于该间隙中，并通过眶下裂与前叶经眶下孔入眶下管与脂肪组织相续。但在进入眶下裂时，虽与眶内脂肪相遇，但它们之间有致密结缔组织膜相隔。后叶向后下方的突起，被称为翼突，主要填充于翼内肌和下颌骨之间，并包绕下颌齿槽神经、血管和其他神经等重要结构。其延伸最远部分可连下颌下腺的深面。翼突在幼儿时期较为发达，成年后可出现不同程度的退缩。中叶介于前叶和后叶之间，位于腮腺导管下方、后叶颊突外上方。中叶在儿童时期甚为发达，是形成儿童时期颊部半隆的主要原因，但在成年后，特别是在衰老后，此叶退化，仅以含有少量脂肪组织的膜片状结构连于前后两叶之间。

综以上观察，可以看到颊脂体不只是局限于颊部的脂肪垫，它广泛地存在于脸面部的各结构间的间隙之中。它不仅对该区的重要结构有保护作用（在肌肉之间可减少在收缩时的相互摩擦）。同时，由于它随年龄变化而出现改变，这对塑造面部轮廓有较为显著的作用。

头面部的骨骼肌中，主要介绍咀嚼肌和运动软腭的肌肉。

咀嚼肌可分深浅两层，浅层为颞肌和咬肌，而深层包括有翼内肌和翼外肌。

颞肌：位于颞筋膜的深面，呈扇形。起自颞下线至颞下嵴之间的整个颞窝、颞平台以及颞筋膜的深面。其前部纤维向下，后部纤维向前，向着下颌骨喙突方向集中，经过颧弓的深面，移行为强大的肌腱，上起于下颌骨喙突的尖端、内侧面，并可沿喙突的前缘向下经下颌骨升支部前缘止于上颌最后一个磨牙的水平。

此肌收缩时，前部纤维上提下颌骨，后部纤维后拉下颌骨。后部纤维的作用正好与翼外肌使下颌骨向前移动的作用相对抗。

咬肌：为长方形的扁肌，位于腮腺咬肌筋膜的包裹中。该肌基本上可以分为两部分，即浅部和深部。浅部较大，以腱性结构起使于颧弓下缘的前 2/3，肌纤维走向后下方。深部较小，起自颧弓的后 1/3 的下缘以及整个颧弓的内侧面，其纤维走向前下方，两层会合后，止于下颌骨支的下半部及下颌角的咬肌粗隆。咬肌的作用为上提下颌骨，同时向前牵引。有时在颧弓的内侧面和相邻的颞筋膜深面，会发出一小束肌纤维，止于颞肌腱下端和下颌骨喙突尖的外侧面，虽然该束肌纤维和颞肌主体间有脂肪组织间隔，但它往往被认为是颞肌的一部分，而事实上它由咬肌神经支配，应该是咬肌的一部分。

翼内肌：起自翼突外侧板的内侧面、翼突窝和上颌结节外斜向后外方行走，上起于下颌骨内侧面的翼肌粗隆。翼内肌的作用为上提下颌骨。

翼外肌：起自蝶骨大翼的颞下嵴、颞下窝和翼突外侧板的外侧，肌纤维水平向外后方集中，上起于下颌骨关节突出侧的翼肌凹、下颌关节束及关节盘。其功能在单侧收缩时，使下颌骨向对侧移动；双侧收缩时，使下颌骨向前移动。

这 4 组肌肉的神经支均来自三叉神经第三支——下颌神经的分支。除支配颞肌的神经称颞深神经外，其他均与所支配肌肉同名。

软腭主要由肌肉和软组织所构成。与软腭运动有关的肌肉有舌腭肌、咽腭肌、腭帆提肌、腭垂肌和腭帆张肌。

舌腭肌：细长形，位于腭舌弓内，形成软腭内最底层的肌肉。起自后缘后部，向内上方分散附着于软腭。双侧收缩使腭帆下降，缩小咽峡。

咽腭肌：位于咽腭弓内，由咽背侧和甲状软骨背侧缘起始，自下向上内方走行，止于腭帆。收缩时使两侧咽腭弓紧张并靠近，使腭帆后缘与咽后壁接触，以分隔鼻咽及口腔。

腭帆提肌：位于咽侧壁上部、咽隐窝前方。肌纤维起自颞骨岩部的下面和咽鼓管软骨的内侧，越过咽上缩肌上缘，止于腭腱膜。腭帆提肌作用主要是提升软腭，并使咽鼓管咽口狭窄。

腭垂肌：起自鼻后嵴，两小束纤维联合后进入腭垂该肌收缩，使腭垂缩短，并提向后上方，并可在吞咽时关闭鼻腔。以上四肌的支配神经为迷走神经咽的分支。

腭帆张肌：为扁薄的三角形肌肉，起自蝶骨和咽鼓管外侧壁，肌纤维向下方集合为细腱，绕翼突钩向内分散，止于腭腱膜及硬腭后缘。此肌作用可将软腭向外拉，使软腭的前部紧张，同时扩大咽鼓管。支配腭帆张肌的神经来自下颌神经的分支——腭帆张肌神经。

3. 面部年轻化手术的主要层次为浅筋膜及表情肌的解剖层

从解剖学的观点来说，浅筋膜是位于真皮层和深筋膜之间（在无深筋膜的区域，如脸面的中轴部分等，亦可位于真皮层和骨膜之间）的一层脂肪膜性结构。一般来说它是由脂肪和结缔组织的纤维成分所组成。由于它往往含有较多的脂肪，所以有时浅筋膜也称为皮下脂肪。基于脂肪和纤维成分在浅筋膜中的分布特点，脂肪更多地分布在浅筋膜的浅层，而纤维成分除了在脂肪细胞之间形成间隔，起到固定脂肪细胞及与真皮和深筋膜之间联系的作用外，它还往往在浅筋膜的深层形成一层薄厚不等的膜性结构。因此，浅筋膜可以进一步地分为浅层的脂质层和深层的膜层。但是在一些文章中我们可以看到这样的层次描述："由浅而深有表皮、真皮、脂肪、浅筋膜……"。此种描述将脂肪成分从浅筋膜中分离出来，使原有的浅筋膜的概念发生变化，显然是对浅筋膜的解剖学概念不够熟悉。而对于人体各部的浅筋膜而言，其脂质层和膜层的情况也不尽相同。

身体某些部位的浅筋膜内可以缺乏脂肪，甚至可以无脂肪存在，如阴囊中的肉膜主要由弹力纤维和平滑肌构成，缺乏脂肪，而在腹部和腰部的皮肤深面往往积聚有大量的脂肪细胞。由于浅筋膜中的脂质以黄色脂肪为主，其与贮能的关系密切，因此，随营养状况和疾病的严重情况而可以发生较大的变化，多时可达几厘米之厚，少时几乎难觅其踪迹，仅存纤维膜性结构。膜层的情况，虽然不如脂质层那么明显，但在下腹及会阴部，膜层较其他区域明显地增厚，形成scarpa筋膜（腹部）。但在其他一些区域，膜层却十分薄，如在面部的某些区域就很难发现膜层的存在。

浅筋膜与真皮层之间的连接较为紧密，而与深筋膜之间的连接则相对疏松。因此在解剖时，仅用钝器或手指即可很容易地将其和深筋膜分离，而浅筋膜与真皮之间则需要用锐器才能剥离。在浅筋膜中那些形成脂肪间隔，并与真皮和深筋膜之间连接的纤维在某些特定的部位出现增厚的现象，在解剖学上称为皮支持带（retinacula cutis）。它的作用是加强支持及固定。

头面部的浅筋膜和身体其他部位的浅筋膜相类似，其个体差异或个体在不同时期变化较大。但总的来说它的发育程度较差，其膜层并不完整且脂质层的薄厚也不一致。在颊部一般有较厚的脂质层，而在眼睑及鼻背等部位脂质层较薄。

在头面部，最常见到浅筋膜膜层的部位是在腮腺区及额肌的深面。在腮腺区，它位于腮腺筋膜的表面，在此处其后部较厚，向前逐渐变薄，到腮腺前缘后渐渐地消失在脂质层中。而此处正是面神经分支穿出腮腺膜，进入浅筋膜处。根据"SMAS"理论的建议，腮腺区除皱分离层即位于该膜层的下面。在分离过程中，由于该膜层的逐渐消失，对于经验不多的术者，相对难以把握其分离平面，向深处探索而误伤面神经分支的可能性就会增大。由于此处属面神经分支，在此处的损伤往往会带来较为明显的后遗症。因此，笔者认为，对于一位经验不足的术者，与其冒如此风险在此膜层下方分离，不如在此膜层的上方进行分离，只要保持厚度的一致性，即使分离到额肌的表面甚至更远，也不会与面神经的分支相遇。况且腮腺向前，属面部多脂肪区，即使较为消瘦的个体，也存在一定程度脂质层，因此相对较为安全。在额肌的深面，特别是额肌下半部，浅筋膜也同样存在膜层，此层不仅与额肌联系较为紧密，而且在眶缘处与骨膜密切相连，特别在眶上孔（或切迹）的两侧部分更为明显，这可能与为防止该处的软组织明显移位而造成眶上神经和血管的损伤有关。但由于这种情况的存在，在行额部除皱术时，其可能是造成眶缘附近组织上提困难或术后效果不佳的原因。一般情况下，此膜层在向上的过程中逐渐变薄消失或与帽状腱膜融为一体。但我们也曾遇到该层一直保持独立的向上，在颞区覆盖于颞深筋膜的表面，在帽状腱膜和耳外肌的深面直至颧弓与附着在颧弓前方的深筋膜相融合。

人类具有复杂的表情变化，这是与一般动物相区别的特征之一。其原因是人类在头颈部存在有高度分化的表情肌，一般来说表情肌始于深筋膜（或骨膜），走行于浅筋膜深层，最后止于皮肤，这与骨骼肌存在有明显的区别。另外，表情肌不像骨骼肌那样有一个较为规范的外形，因为表情肌没有深筋膜的包裹，仅有肌膜包裹，所以其肌纤维在相对集中的情况下，会出现一些离散的现象，所以经常在主要的肌束旁可以发现一些个别肌束的存在，即使在相对集中的肌束之间，相互的联系也不十分密切，其间可夹杂脂肪细胞。因此，每一块表情肌的个体变异情况较多，它们的止点较为分散，在它们行程中随时可分出纤维止于皮肤。虽然它们统一由面神经支配，但由于面神经反复的蔓状分合增加了其支配的复杂性，使表情肌的表现复杂化。表情肌在完成某一种表情表现时，并不是由单一表情肌所致，而往往是由多个表情肌共同协作的结果。

头颈部的表情肌大致可分为两组，即浅组与深组。浅组表情肌包括枕额肌（包括帽状腱膜）、耳前肌、耳上肌、耳后肌、眼轮匝肌、口轮匝肌、三角肌（下唇）、颏肌、降眉间肌、压鼻肌、降鼻中隔肌、鼻孔扩大肌（前肌和后肌）、颈阔肌等。深层表情肌包括皱眉肌、切牙肌、尖牙肌、颊肌等（在这些表情肌中，仅颊肌外侧面被咽颊筋膜所覆盖）。

枕额肌及帽状腱膜：枕额肌位于颅顶部皮下，属阔肌，其肌腹分为两个部分，即枕部（枕肌）和额部（额肌），而帽状腱膜是从该肌中间腱的形式存在。其枕部呈四边形，以短的腱性结构起于枕骨上项线的外侧 2/3，和颞骨的乳突部、肌纤维平行向上引向颅顶，与帽状腱膜相续。虽然其所占空间在个体之间大小不同，但两侧枕部之间均为帽状腱膜所填充。额部同样为四边形，但它较枕部宽，肌纤维更长、更细，色泽较为苍白。额部在冠状缝的前方直接延续于帽状腱膜，其内侧远端纤维与降眉间肌相混杂，附着于鼻根部。额部中间部分与皱眉肌及眶上方的眼轮匝肌相混杂，而外侧部的纤维和覆盖额骨颧突部的眼轮匝肌纤维相混杂。帽状腱膜主要位于两肌腹之间的颅顶部分，其向后插入两侧枕部之间的纤维可附着着枕外隆突。帽状腱膜的两侧可作为耳前和耳上肌的起点，在上颞线下方与颞筋膜会合，而耳前肌和耳上肌则起于颞筋膜。在颅顶区，帽状腱膜行于浅筋膜的深层，浅筋膜膜层发育较差者，可缺乏浅筋膜层，故帽状腱膜与颅骨外膜间仅填充疏松结缔组织。

而帽状腱膜和皮肤之间虽隔有浅筋膜，但浅筋膜中的纤维将皮肤和帽状腱膜牢固地联系起来，所以推动颅顶部皮肤时，实际上是皮肤、浅筋膜和帽状腱膜作为一个整体移动。

疏松结缔组织层的存在，实际上形成了皮肤、浅筋膜帽状腱膜和骨膜之间的滑动层，故牵拉骨膜却不会对表面三层结构产生影响。

对于枕额肌的变异情况，从个体来说枕额肌大小上变化不大，两侧肌纤维也可以中线融合或枕部与耳后肌相融合。另外约有 25% 的人在枕部出现项横肌（或称枕小肌），它起于枕外隆突或上项线，与耳后肌共同止点或止于胸锁乳突肌的后缘。

耳外肌：耳外肌包括耳前肌、耳上肌及耳后肌，它们在人类中属于较为退化的一种。

耳前肌：是三块耳外肌中最小的一块，呈扇形。起自帽状腱膜，向耳轮根部集中，止于耳轮前方皮肤。

耳上肌：在三块耳外肌中最大，同样呈扇形。起自帽状腱膜，纤维集中形成一扁腱，止于耳郭的颅侧。

耳后肌：位于耳后，有 2～3 个肌纤维束，以一短腱膜起自颞骨的乳突部，止于耳甲颅面的下部。

由于人类在捕捉声响来源时可以灵活转动头部，故不需要再像其他哺乳类动物靠改变耳廓方向来收集声源，耳外肌因而逐渐退化。但仍有不少人可以使自己的耳廓活动，这就依赖于耳外肌的作用。

因人类耳外肌一般处于退化的情况，所以肌的大小和厚薄上变化很大。

眼周围的肌肉包括有眼轮匝肌和皱眉肌。

眼轮匝肌：围绕于眼裂周围的皮下，为圆锥形扁肌，可分为三部分，即眶部、睑部和泪囊部。

眶部眼轮匝肌为眼轮匝肌最外围的部分，也是三部分中最大的部分。起自睑内侧韧带、额骨鼻部、上颌骨额突泪沟的前方。肌纤维方向外侧在外眦水平上下部纤维相互交错，并有部分纤维终止于皮肤，部分纤维与颌面和上唇方肌以及皱眉肌相穿插、移行。

睑部眼轮匝肌位于眼睑的皮下，其肌纤维较薄，起自睑内侧韧带外侧部的分叉处，弓形向外侧延伸，止于睑外侧韧带。

泪囊部眼轮匝肌位于眼睑睑内侧韧带及泪囊的深面，是眼轮匝肌中最小、最薄的一部分，长约 12mm，宽约 6mm，起自泪骨泪后嵴和泪囊的后壁，肌纤维向外方走行，分为上下两部分，与睑部纤维相衔接。

眼轮匝肌不同部位也有不同的作用。眶部的收缩使睑裂紧密闭合，使眶围的皮肤出现皱褶；睑部是使睑裂轻轻地闭合；泪囊部则是扩大泪囊，增加囊内负压从而促进泪液的流通。

皱眉肌：位于眼轮匝肌和额肌的深面，两侧眉弓之间，起自额骨鼻部，止于眉弓中部上方的皮肤。此肌的作用与名称相同，可牵引两侧眉向内下方靠拢，使眉间皮肤产生纵沟。

有时在眼轮匝肌的内侧浅层有一条纵行小肌，称降眉肌。

内眦韧带和外眦韧带：

内眦韧带：长约 4mm，宽约 2mm，其内侧端附着于上颌骨的额突和泪沟前方，并跨越泪囊的前方。其外侧端分为上、下两部分，分别附着到相应的上、下睑板。该韧带越过泪囊时分出一片绕过泪囊的外侧壁附着于泪后嵴。

外眦韧带：比内眦韧带弱，有眼轮匝肌纤维的参与而带有肌纤维性质，因此在眼轮匝肌收缩时，外眦韧带亦参与眼角皱纹的形成。其外侧附着于颧骨额突的边缘，向内侧走行，分为两部分，分别附着于相应的上、下睑板边缘。

鼻部的肌肉有降眉间肌、压鼻肌、降鼻中隔肌、鼻孔扩大前肌和鼻孔扩大后肌。

降眉间肌：该肌作用是下拉眉间的皮肤以及协助皱眉肌完成皱眉动作，故把它归为眼周围肌。但笔者因其位于鼻区，而将其归纳为鼻区肌肉。该肌以腱性纤维起自鼻侧板软骨和鼻骨的下部，向上止于眉间的皮肤，并与枕额肌在此处的额部纤维相交错。它牵引眉间皮肤向下，使鼻根部皮肤产生横纹。

压鼻肌：由两部分组成，即横部和翼部。横部起自上颌骨切牙窝的上方及外侧部，其纤维向上方走行，移行为腱膜，在鼻背部与对侧同名肌的腱膜相连。翼部一部分止于大翼软骨，另一部分止于鼻翼的皮肤。横部作用使鼻孔侧向缩小，而翼部则形成前后的缩小。

降鼻中隔肌：起自上颌骨的切牙窝，纤维向上走行，止于鼻中隔软骨的下面。作用为牵引鼻中隔下降。

鼻孔扩大前肌：起自大翼软骨，止于鼻孔缘附近的皮肤。

鼻孔扩大后肌：部分位于上唇方肌的深面，起自上颌骨鼻切迹缘以及小翼软骨，止于鼻孔缘附近的皮肤。鼻孔扩大前肌和后肌作用均为开大鼻孔。

由于人类特有语言功能，使口周围的表情肌高度分化，形成复杂的肌群。口周围肌包括有口轮匝肌、上唇方肌、颧大肌、三角肌、下唇方肌、尖牙肌、切牙肌、颏肌及颊肌等。其中口轮匝肌作为核心肌，几乎其他所有的口周围肌均有纤维与之交织。

口轮匝肌：是一块复杂的轮匝肌，它可以分为两种肌纤维成分，即唇的固有纤维和参与纤维。其中固有纤维的方向主要是斜向的，由皮肤走向黏膜最终连接到上颌骨、下颌骨及鼻中隔。在上唇，由上颌骨相对于侧切牙的牙槽缘起始的纤维称为上唇切牙肌，而起自鼻中隔背侧的部分称为鼻唇肌，两侧鼻唇肌起点之间，在唇中线表面形成一明显凹陷，称之为人中。而在下唇则由一束纤维在颏肌起点外侧，起于下颌骨，称之为下唇切牙肌。这些纤维在口轮匝肌中均为横行。其中大量的纤维是来自颊肌，颊肌的中间部纤维在口角处交叉，起自上颌骨的此部纤维进入下唇，起自下颌骨的则进入上唇，但来自颊肌最上部和最下部的纤维在口角处并不交叉，而是由唇的一侧走向另一侧。所有这些来自颊肌的纤维均位于唇的较深部，位于它们浅面的是来自尖牙肌和三角肌的纤维。尖牙肌的纤维走向下唇，三角肌的纤维走向上唇，但它们均止于中线附近。另外上唇方肌、颧肌和下唇方肌均斜向地掺合于上述横行纤维间。口轮匝肌的作用使上唇紧贴于牙槽弓，使上下唇闭合及向前方突起。

上唇方肌：位于眶下，近似四边方形的扁肌，其起点由鼻侧延伸至颧骨。该肌分为三部分，包括内侧部、中间部及外侧部。

内侧部称为内眦头，亦称为上唇鼻翼肌，起于上颌骨额突的上部，纤维行向下外方，分为两束，一束止于鼻的大翼软骨及其皮肤，而另一束则止于上唇的外侧部。中间部也称为眶下头或上唇提肌，起于眶下缘和眶下孔之间区域，有时有些纤维起于更外侧的上颌骨，甚至颧骨，纤维向下走行，在内眦头和尖牙肌止点之间掺杂于上唇肌纤维之中，止于上唇皮肤。外侧部亦称颧骨头或颧小肌，其部分纤维起自颧骨前，部分纤维可由眼轮匝肌的眶部延续而来，纤维向下内方走行，止于口角内侧的上唇皮肤。上唇方肌的功能为上提上唇，牵引鼻翼向上，开大鼻孔同时使鼻唇沟加深。

颧肌：亦称颧大肌，该名称往往用于区别颧小肌而言。它起于颧颞缝下方的颧骨前面，纤维斜向内下方走行，与口轮匝肌和三角肌的纤维相混杂，止于口角的皮肤。该肌可牵引口角向上后方，使面部呈现笑容。

三角肌：亦称口角降肌，起自下颌骨斜线，纤维向上内方集中，覆盖下唇方肌的外侧部，止于口角。部分纤维在上唇进入口轮匝肌，部分纤维移行于尖牙肌。在该肌起点的下方为颈阔肌的起点。此肌收缩使口角下垂，产生悲伤、不满及愤怒的表情。

下唇方肌：亦称下唇降肌，起自下颌骨体部斜线的前部和颏孔至颏结节之间区域，纤维向内上斜行，止于下唇的皮肤和黏膜，并与口轮匝肌及对侧同名肌的纤维相互交错。该肌的纤维间掺杂较多的脂肪。它的功能是使下唇下降，产生惊讶、怨怒的表情。

尖牙肌：亦称口角提肌，位于上唇方肌和颧肌的深面，起自眶下孔下方的尖牙窝，纤维斜向外方走行，集中止于口角皮肤，但其中部分纤维与三角肌纤维相融合，部分纤维至下唇与口轮匝肌纤维相融合。此肌收缩可上提口角。

笑肌：该肌的纤维起自腮腺咬肌筋膜，其纤维走行于颈阔肌更为表浅部位，两肌的部分纤维可以相交融，肌纤维向内侧走行，集中止于口角的皮肤。此肌收缩时呈微笑的面容。

颏肌：亦称颏提肌，位于下唇系带的两侧、下唇方肌的深面，起自下颌骨的切牙窝，肌纤维在下行过程中逐渐增宽，并与对侧同名肌接近，止于颏部皮肤。该肌收缩时，上提颏部皮肤，使皮肤产生皱褶，并将下唇前送，呈有轻视、怀疑的面容。

颊肌：亦称吹奏肌，其在与口轮匝肌的共同协作下，可完成吹喇叭或吹口哨等动作。此肌为最深层的表情肌，表面为尖牙肌、颧肌、笑肌以及三角肌所遮蔽，其内面为口腔前庭的黏膜所覆盖，在该肌的中部，相对于上颌第二磨牙水平处，腮腺导管穿肌而过。该肌的纤维起自上颌骨牙槽突的后外面，下颌骨第三磨牙旁的颊肌嵴，以及翼突下颌缝（或称颊咽缝，该结构为延伸于翼尖内侧板的翼突沟至下颌骨第三磨牙后部与下颌后骨骼线末端之间区域间结缔组织束，该束为上咽缩肌和颊肌提供了起点），纤维几乎水平向前，部分纤维止于口角皮肤，而大部分纤维参与口轮匝肌（其参与方式在口轮匝肌的内容中已提及）。此肌作用除上面所提及的吹奏功能外，还具有吸吮的作用，其与舌共同协作，使食物在口腔内被牙齿充分磨碎。在表情显示方面，参与大哭大笑时，使口角充分拉向两侧。还要再次指出的是颊肌是表情肌中唯一有筋膜者，所包被筋膜称为颊咽筋膜。

颈阔肌：一般认为是颈浅肌肉，但由于其止于面部，与表情活动有关，所以一起在本节加以描述。颈阔肌可以认为是人类最大的一片皮肌，位于颈的前外侧部的皮下，起自胸大肌和三角肌的筋膜，大约沿第二肋软骨到肩峰的连线上。肌纤维斜向内上方走行，越过锁骨和下颌骨至面部，一部分纤维止于下颌骨角下缘和口角部分纤维下部的皮肤和皮下组织，这部分纤维多数与口裂下方及口角的肌肉纤维混杂。有时候也可追踪肌纤维至颧弓水平或至眼轮匝肌的边缘。此肌收缩时，可牵引口角向外，由于它的纤维与所在区的皮肤密切结合，所以也可使颈部皮肤向上。

上睑提肌：虽然该肌不属于表情肌的范围，但由于其作用是提上睑，在重睑手术和睑下垂患者的处理时往往会涉及该肌，这里也一并提及。

该肌位于上直肌的上方，起于视神经孔的上方，向前走行于眶上壁和上直肌之间，其终止部一般可以分为三层：浅层纤维与眶隔相混杂，并继续向前至眼轮匝肌的睑部和上睑皮肤的深面；中层大部分纤维受交感神经支配，因此被称为上睑板肌（在有些国外著作中称为睑缩肌），早期也有称它为米勒氏（Miiller）肌（下睑虽然也有相类似的肌，但极小，不甚明显，它起自下直肌鞘，一部分止于睑结膜，另一部分止于下睑板）；深部纤维止于结膜囊的上穹窿。另外，上睑提肌的前上部增厚，形成一横行韧带样结构，分别附着于内、外眦韧带，能限制过度上提的上睑，因此将此结构称为限制韧带（check ligment）。上睑提肌的神经支配与上直肌相同，在上直肌提起眼球时，上睑提肌也同时提起上睑。最近有报道，自然形成的重睑和非重睑的结构区别在于重睑者有上睑提肌的纤维与睑沟处的皮肤相融合，而非重睑者却无此现象。不过这种区分仅在电镜（150 倍）中可观察到，而在光镜的 HE 染色中不能观察到。150 倍的放大率在光镜中也是不难达到的，为什么出现如此大的反差，这是值得思考的问题。

颅面部的血管、神经及淋巴

在颅面部有丰富的血液供应和神经支配。

4. 理解颅面部动脉的分布有助于保障术中的安全

颅面部的血供主要来自颈外动脉的分支，其中有面动脉、枕动脉、耳后动脉、上颌动脉和颞浅动脉。除此之外，还有眼动脉（亦称额内侧动脉，为颈内动脉的分支）的分支如额动脉、眶上动脉（额外侧动脉）、泪腺动脉、睑内侧动脉和鼻背动脉等。

面动脉，过去被称为颌外动脉，在舌动脉稍上方起始自颈外动脉，也就是在舌骨大角尖部稍上方，隐蔽于下颌支的深面，在二腹肌和茎突舌骨肌的后方，斜向上走行，并从深面越过它们，呈方形进入下颌下腺后面的沟中（有的直接穿入下颌下腺的突质间），在下颌骨体的下缘弯向上方，于咬肌的前缘处绕下颌骨到达面部。在下颌骨体的下缘，面神经的下颌缘支经过其浅面，颈阔肌覆盖于其表面。面动脉由此斜向口角方向上行，此段行程位于笑肌和颧大肌的深面，其行程极为曲折迂回，面前静脉位于面动脉的外侧，面动脉经口角时，位于笑肌的深面，然后穿过颧肌及颧小肌的深面，从上唇提肌的表面越过到鼻翼的外侧，并进入上唇鼻翼提肌的实质内，最后以其终末支——内眦动脉与眼动脉的鼻背支相吻合。整个面动脉的行程可由舌骨大角的稍外上方开始画一条线至咬肌前缘、下颌下缘交会处，然后继续经口角外侧引向鼻翼外侧，最终止于内眦。

面动脉在颈部的分支有腭升动脉、扁桃体动脉、下颌下腺支和颏下动脉。因前三支目前均与整形外科关系不密切，故着重介绍颏下动脉。

颏下动脉：为面动脉在颈部的最大分支。它在面动脉离开下颌下腺，却在绕下颌骨体下缘时发出，向前沿着下颌骨体下缘，行于下舌骨表面，发支分布于邻道肌肉及皮肤，于颏缝处向上越过下颌骨缘，并分为深浅两支。浅支行于皮下及下唇方肌之间，与下唇动脉相吻合。深支侧行于下唇方肌和下颌骨之间，并与下唇动脉和颏动脉相吻合。

面动脉在面部的分支包括有下唇动脉、上唇动脉、鼻外侧动脉以及其终支内眦动脉。

下唇动脉：在面动脉接近口角处发出。发出后斜向上前方，经三角肌的深方穿入口轮匝肌，行程迂回曲折，沿着下唇缘在肌肉和黏膜之间向对侧走行，并与对侧同名动脉以及颏动脉相吻合。有时往往在下唇动脉的下方存在有副下唇动脉，其出现率据报道为 14.0% ～ 32.5%，虽然这些统计数字相差较大，但其存在的可能性是不容置疑的。

上唇动脉：在口角水平，下唇动脉起点的稍上方（有时与唇动脉以若干形式发出），沿着上唇缘于口轮匝肌和黏膜之间走向中线，与对侧同名动脉相吻合。在它的行程中，除发出分支供应上唇诸结构外，还发出分支到鼻翼、鼻前孔基底和鼻中隔。到鼻中隔的分支在中线附近发出深、浅两支。浅支行于口轮匝肌的浅层内，深支则行于口轮匝肌和黏膜之间。

鼻外侧动脉：在面动脉上升至鼻翼高度时发出，在鼻侧上升至鼻背，并与鼻背动脉吻合。鼻外侧动脉除发支与眶下动脉的分支相吻合外，还发出鼻翼支，该支又可分为上鼻翼支和下鼻翼支。上鼻翼支行于鼻翼的外侧，在鼻尖部分与鼻背动脉吻合。下鼻翼支行于鼻翼基底，沿外鼻孔与唇交界缘达鼻中隔，并与黎氏（Little's area）血管网相吻合。有时鼻翼支也可以直接发自面动脉线或上唇动脉。

面动脉的颊肌支：此血管在一般解剖教科书中几乎不曾提及，但整形手术中有应用，故在此描述。面动脉颊肌的分支可分为后颊支和前颊支两支。后颊支在面动脉绕过下颌骨缘后，发出一支，先沿咬肌的前缘上行，在越过下颌骨上缘之后，到达颊肌的后部，并进入该肌。前颊支的发出水平较高，在口角外侧1.40cm 左右发支分布到颊肌的前部。这两支动脉在颊肌内不仅相互间有吻合，而且与眶下动脉的分支、颊动脉的分支相吻合。

内眦动脉：一般为面动脉的终末支。它由面动脉直接沿鼻侧向上延续到达内眦与鼻背动脉相吻合。其也可以成为鼻外侧动脉的分支，但管径较为细小，分散成多支细支。

以上描述的是面动脉的一般情况。面动脉存在多种变异，特别是终止情况变化较大。有的面动脉终止于**鼻外侧动脉**，有的终止于上唇动脉，有的甚至终止于下颌骨下缘。虽然统计数字各有不同，但总的来说终止于内眦动脉和鼻外侧动脉的占多数。

枕动脉属于颈外动脉的分支之一。与面动脉起自同一水平，起自颈外动脉的后方，于面二腹肌后腹下缘处，向后上方行，在颈动脉三角内，有舌下神经在其表面越过。继续向后经颈内动脉、颈内静脉、舌下神经、迷走神经和副神经的浅面至颞骨的枕动脉沟，被胸锁乳突肌、头夹肌、头最长肌等覆盖，在横过头侧直肌、头上斜肌和头半棘肌的表面后，在胸锁乳突肌与斜方肌附着点之间穿出深筋膜至皮下，最终分布于颅后部区域，其最高点可达颅穹。沿途可发出胸锁乳突肌支、乳突支、耳后支、肌支、降支、脑膜支以及枕支。其中耳后支通常在胸锁乳突肌前缘处发出，向上行于耳后肌深面，并与耳后动脉相吻合。枕支是其终支，它在颅后部除与对侧同名动脉吻合外，还与耳后动脉和颞浅动脉相吻合。

耳后动脉在二腹肌后腹和茎突舌骨肌上缘处起自颈外动脉后壁，经腮腺深面上升至耳软骨和乳突之间，随即分为枕支和耳支。耳支沿耳后上升，穿耳后肌深面后与颞浅动脉的顶支和耳前支相吻合，经胸锁乳突肌附着点的表面，分布到耳廓后上方的皮肤，其末梢与枕动脉相吻合。在上升过程中发支分布于耳的背面，有一些分支越过耳后动脉终支。

上颌动脉又称颌内动脉，是颅面部比较重要的动脉，作为颈外动脉的两大终支之一，与颞浅动脉在下颌骨颈的水平以直角方式分支。上颌动脉的本干行进部位较深，同时它的分支众多，因此只对通常有用的几支分支作一介绍。

下齿槽动脉：为上颌动脉向下发出的第一个分支，在下颌颈和下颌韧带之间发出，经下颌孔入下颌管，和它一起进入的除伴行静脉外，在动脉的稍后外方，还有下齿槽神经，在下颌管内它发支分布到磨牙、前磨牙和尖牙。当其到达颏孔时，分为两支。一支称为切牙支，继续在骨内行走，除发出去切牙外，并与对侧相吻合。另一支称为颏支，与下齿槽神经的颏支一起离开颏孔，进入颏部，其表面覆盖有下唇方肌，并与下唇动脉和颏下动脉相吻合。

颊动脉：同样是由上颌动脉在翼外肌表面向下发出的分支，与它相伴行的有颊神经（此神经为感觉神经，与颊肌运动无关）。颊动脉供应颊肌、口腔的颊部黏膜等，并与面动脉、面横动脉及眶下动脉等吻合。

眶下动脉：有学者因眶下动脉行走的方向与上颌动脉相似，认为其是上颌动脉的终末支，也有将蝶腭动脉作为上颌动脉的终末支，这都无关紧要。眶下动脉由上颌动脉的翼腭部起始（可与上齿槽后动脉共干），向上方经眶下裂入眶后，伴随眶下神经，经眶下沟、眶下管最终出眶下孔至面部。出眶下孔时，它位于上唇方肌眶下头（上唇提肌）的深面，出孔后，其分支向不同方向行走。一些分支走向内眦和泪囊，并与面动脉的终末支——内眦动脉相吻合。一部分走向鼻部，并与鼻外侧动脉相吻合。而另一部分沿上唇方肌和尖牙肌下行，最远可达到上唇，并与面动脉、面横动脉和颊动脉相吻合。此外，还有部分上行分布于下睑。

蝶腭动脉：由颌动脉的翼腭段发出，发出后经蝶腭孔于鼻腔后部分为两支，鼻后外侧动脉和鼻中隔动脉。前者分布于鼻甲、鼻道的后部及鼻旁窦，后者除分布于鼻中隔外，其下支经切牙管到达口腔，并与上唇动脉、腭大动脉相吻合。

腭降动脉：在翼腭窝中发自上颌动脉，伴随腭神经沿翼腭管下降，分为腭大动脉和腭小动脉。腭大动脉自腭大孔外出，沿腭沟向前与鼻中隔动脉下支吻合。腭小动脉，有 2～3 支，经腭小孔外出至口腔。腭降动脉分布于软腭及扁桃腺。

颞浅动脉于下颌颈与上颌动脉分叉后，沿颈外动脉原有的方向，继续向上行，并于颧弓水平穿出深筋膜。经耳前肌的深面到达颞区，在此它与耳颞神经及同名静脉相伴行，静脉在其前方，神经在其后方。之后在颧弓上方约 4cm 处分为顶支及额支。额支走向前上内方，行走于额肌的浅面，在行进中，向下发出多支分支，参与前额动脉网构成并可与眶上动脉和额动脉相吻合。其向上发出的分支，主要分布于颅的额、顶区，除与顶支间相互吻合外，与对侧同名动脉的分支也相吻合。顶支分出后几乎垂直向着颅穹上行，其分支除与额支对侧同名动脉吻合外，还与耳后动脉、枕动脉相吻合。

面横动脉：在颞浅动脉穿出腮腺之前发出向前穿腮腺实质后，行于咬肌表面，此时有 1～2 支面神经的分支与其相伴行。其大概的位置介于颧弓和腮腺导管之间，与面动脉、咬肌动脉、颞动脉和眶下动脉之间均存在吻合。

耳前支：在耳郭的前方由颞浅动脉发出，有 2 ～ 3 支，分布到耳廓、外耳道，并与耳后动脉的分支相吻合。

此外，颞浅动脉还发出腮腺支、颧眶动脉、颞中动脉等分支。

颈内动脉在颅面部的分支主要来自眼动脉的分支终支。眼动脉自颈内动脉发出后与视神经共同包于视神经的硬膜鞘中，在视神经的外下方视神经孔入眶。入眶后，居外直肌与视神经之间，继之又于上斜肌下缘和内直肌之间到达眶隔后方，分为额动脉和鼻背动脉两终支，穿眶隔出眶，分布于皮肤。

泪腺动脉通常在眼动脉于弓状弯曲处发出，行于上直肌和外直肌之间，伴泪腺神经到达泪腺，另有分支越过泪腺后，分成上、下睑外侧动脉，参与睑板动脉弓的形成。另外一些分支经颧颞孔和颧面孔外出，分别与颞深动脉和面横动脉吻合。

眶上动脉在眼动脉位于视神经上方时发出，先于上直肌和上睑提肌内侧前行，继行于上睑提肌与眶壁之间，并与眶上神经伴行，共同经眶上孔（或眶上切迹）出眶至额部。此时分为深支和浅支，分别行于额肌的深及浅面，并与额动脉、颞浅动脉的额支相吻合。

额动脉作为眼动脉的终支之一，经滑车上方出眶，并与滑车上神经相伴。它与颞浅动脉额支、眶上动脉以及对侧同名血管相吻合。

鼻背动脉是眼动脉的另一终支，在滑车和睑内侧韧带之间穿过，发出一小支至泪囊上部，继后分为两支。一支于鼻根部与内眦动脉相吻合，另一支行于鼻背部，除与对侧同名动脉吻合外，还与面动脉的鼻外侧支相吻合。

睑内侧动脉是眼动脉的较小皮支，在滑车的下方分为上下两支，参与睑板动脉弓的形成。

5. 理解颅面部的静脉特点可以明白部分面部手术术后并发症的机制

上面所提及的动脉均有相伴而行的静脉，但有时其名称并不一定相同，如面动脉的伴行静脉称面前静脉，而在腮腺内与颈外动脉相伴的静脉称面后静脉，上颌静脉的起始部称为翼丛等。且这种相伴关系并不十分严格，如颞浅动脉与颞浅静脉仅在发起段相伴紧密，而继后相互有所分离，几乎介于动脉的两分支之间。

此外面动脉和面前静脉之间也有类似情况，在下颌下缘和内眦处较靠近，而在口角和鼻翼处据报道相离在 1cm 以上。

在头面部、颅内外的静脉之间存在交通，如在颅顶部浅部静脉可以通过颅骨内的静脉与颅内静脉相交通，颅内静脉通过眼下静脉与海绵相交通，而面前静脉通过面深静脉丛由眼下静脉、破裂孔导血管以及卵圆孔网与海绵窦相交通等。

在脸面部较深层结构的静脉一般先汇入翼丛再由上颌静脉进入面后静脉，再由此入面总静脉而入颈内静脉。而浅部的静脉由面前静脉、面后静脉经面总静脉或颈外静脉入颈内静脉或锁骨下静脉。

因此，面前静脉和面后静脉以及翼丛为颅面部较为关键的静脉。面前静脉的属支包括额静脉、眶上静脉、上睑静脉、鼻外静脉、面深静脉、咬肌静脉、腮前静脉、颏下静脉、腭静脉以及上、下唇静脉等。而面后静脉实际上是颞浅静脉向下延续和上颌静脉汇合而成，它的属支除该两静脉外，还有面横静脉、下颌关节静脉、腮后静脉、耳前静脉、茎乳静脉等。面后神经走行向下经下颌支后面耳郭的前方，穿过腮腺实质，此时它位于颈外动脉的浅面，在腮腺下端穿出后，行于二腹肌和茎突舌骨肌的浅面或深面至下颌角水平分为前后二支。前支在二腹肌后腹下方与面前静脉汇合成面总静脉，注入颈内静脉。后支向后下方与耳后静脉及枕静脉汇合，在胸锁乳突肌前缘平对下颌角处结合为颈外静脉。

翼丛位于上颌动脉的周围，并包绕部分翼外肌，一小部分可伸展到翼内肌内侧面。它是主要由上颌动脉分支的伴行静脉相互连接成丛而形成的丛状静脉结构，周围可包以颊脂垫的脂肪组织。翼丛收集以下静脉的静脉血：颞深静脉、蝶腭静脉、翼肌静脉、咬肌静脉、下牙槽静脉、脑膜中静脉等。翼丛和面前静脉之间的交通支称为面深静脉。翼丛所构成的颅内外交通前已有所概述，此处不再述。

6. 头面部的神经分布与手术安全息息相关

颅顶部的神经（包括血管）是由四周底部向颅顶集中。

在脑颅后半部的浅部结构的感觉神经来自于颈丛。前半部及面部的感觉神经来自于三叉神经的三支感觉神经，即眼神经、上颌神经和下颌神经。这三支神经在头面部的分布在相对稳定的区域，可简单地描述为在眼裂以上由眼神经的分支分布；在眼裂和口裂之间、下颌支前缘的前面由上颌神经分布；在口裂以下，沿下颌支上叶到颞区为下颌神经的分支的分布。

咀嚼肌由三叉神经的运动根随下颌神经到达它的支配区。面部的表情肌则由面神经所支配。

内脏运动纤维中的交感部分来自颈内动脉神经和颈上神经节的节后纤维，并主要附于血管，随血管连到其支分区。副交感部分则主要来自睫状神经节、翼腭神经节、耳神经节以及下颌下神经节所发出的节后纤维，随相应的神经到连所支分的器官（除眼内的瞳孔开大肌和睫状体肌外，其他都为腺体）。另外迷走神经作为最大的一支具有副交感性质的颅神经，其副交感成分在咽的部位发挥作用，而其支配脑膜、耳郭及外耳道皮肤的部分是属于躯体传入纤维，而非其副交感成分。

三叉神经为脑神经中最大的一对，大部分为感觉纤维，小部分为运动纤维。感觉纤维大部分起自三叉神经节，可传导颜面、眼、鼻、口腔等的外感觉；而运动纤维则起自脑的三叉神经运动核。三叉神经中运动与下颌神经相伴随。

眼神经为三叉神经中最小一支，在入眶前即分为额神经、泪腺神经及鼻睫神经三支：

额神经经眶上裂入眶后，在外直肌上方、滑车神经外下方向前，经上睑提肌与骨膜间，分为眶上神经、额支及滑车上神经。

眶上神经经眶上切迹或孔连到额部，分布于骨膜和颅顶部皮肤（包括额区、顶区连人字缝）。其中有一支于眶上缘处与面神经的颞支相结合。额支位于眶上神经内侧，分布于额部皮肤及上睑，此支亦可由眶上神经分出。滑车上神经与额动脉相伴行，分布于额部中线附近的皮肤。

泪腺神经经眶上裂入眶后，与泪腺动脉伴行至泪腺，在行程中接受颧神经分出的小支（为泪腺分泌纤维），然后穿入泪腺发支分布于该腺。该神经最终穿出泪腺及眶隔，发支至结膜与眼眶外的皮肤，并与面神经细支有结合。

鼻睫神经入眶后先在视神经的外侧，继之跨视神经上方，在视神经和上直肌之间分为终末支。其中较大的为滑车下神经和筛前神经。滑车下神经又分为上睑支与下睑支，分布于上、下睑内侧部的结膜、泪阜及内皮肤，一般而言在上睑支和滑车上神经之间存在有交通支。筛前神经又分为鼻内支和鼻外支，其中鼻外支穿鼻骨与鼻软骨上缘之间至鼻背部，分布于鼻背下部、鼻翼及鼻尖部的皮肤。

上颌神经穿圆孔入翼腭窝后经眶下裂入眶，改称为眶上神经。其有关的分支有：

颧神经经眶下裂入眶后沿眶外侧壁前进，分为颧面支和颧颞支。

颧面支经颧眶孔入颧骨管，由颧面孔外出，分布于颊部皮肤。它与面神经的颧支形成细小神经丛。

颧颞支沿眶外侧壁上行，分出一支至泪腺神经（前文中已提及），经颧颞孔穿出，沿颞肌前缘上行，约在颧弓上方 2.5cm 处穿颞筋膜至皮下，与面神经颞支相结合，分布于颞区前部皮肤。

眶下神经为上颌神经的直接延续，出眶下孔后分成四组终末支，分别为下睑支、鼻外侧支和上唇支。其中部分支与面神经的分支交错形成眶下丛（亦称小鹅足）。

上牙槽前、中、后支，其中后支在上颌神经进入眶下沟之前发出，中支在眶下沟的后部自眶下神经发出，而前支在眶下管前部由眶下神经发出。这三支神经在骨性牙槽管内结合为上牙丛。发出支分布于上颌诸牙、牙龈及上颌黏膜。

蝶腭神经也称翼腭神经，自上颌神经起始后，下降至蝶腭神经节，或贴附于神经节内侧走过，或穿神经节走过，但不交换神经元，均直接加入由神经发出的眶支、鼻后上支、腭支和咽支。它们分别参与鼻后上外侧支、鼻腭神经、鼻后下外侧支、腭神经（包括前、中、后神经）及咽神经。其中鼻腭神经由鼻中隔下部向前到门齿管。腭前神经在硬腭下面前进至门齿管，两神经相连。

下颌神经由两部分组成，感觉部分和运动部分。

下颌神经感觉部分的分支包括：

颊神经发出后经翼外肌两头之间，然后穿颞肌腱，随颞肌纤维下行，在下颌前缘内侧穿颞肌鞘外出，并向下外方行，至咬肌前缘分散为数支，在颊肌外侧面与面神经颊支相交织，并分布到颊部皮肤及黏膜。

舌神经在下颌齿槽神经的前内侧。该神经在离开翼内肌前缘时，位于下颌最后磨牙的稍后方，仅为口腔黏膜所覆盖，之后又贴于下颌骨内侧下行。在下颌下腺上侧时，先行于下颌下腺管上方，继之经其外侧，又转其下方后经导管内侧，最后分布于舌黏膜。

下牙槽神经初在翼外肌内侧，下降于蝶下颌韧带与下颌支之间，继之穿下颌孔入下颌管，至颏孔时分为两支，一支为颏神经，穿颏孔外出，分布于颏部皮肤、下唇的皮肤与黏膜。另一支为切牙支，在下颌管内继续前进至切牙根部。

耳颞神经在发起部先以两根包围脑膜中动脉，而后在动脉后方合成一干，在下颌颈的内侧入腮腺后转向上行，并与颞浅动脉相伴，在动脉后方上行。在上行过程中，发出腮腺支、耳前支，其终末部分为前支和后支，分布于颞区大部分的皮肤，并与颧颞神经、面神经颞支、额神经及枕神经分支相结合。

下颌神经运动部分的分支包括有翼内肌神经、颞深神经、咬肌神经及翼外肌神经等。

面神经为混合性神经，包括运动、感觉及副交感纤维三种成分。其中由感觉纤维及副交感纤维成分所组成部分称为中间神经。属于中间神经的结构有睫状神经节及由其发出的岩浅神经、鼓室支、岩浅外神经以及在出茎乳孔之前发出的鼓索等。

面神经的主要部分是运动纤维，其主要分支有：

耳后神经面神经出茎乳孔后，立即发出耳后神经经腮腺和胸锁乳突肌之间，沿乳突表面上升，分为枕支及耳支。枕支沿枕骨上线向后，支配枕肌。耳支支分耳后肌及耳上肌。

二腹肌支在面神经出茎乳孔后发出，经二腹后腹中或起点处入肌，并支配该肌。

茎突舌骨肌支经常发自二腹肌支，支分同名肌。

面神经除发出上述分支外，有时还可能发出舌支（但经常不存在）。之后本干进入腮腺后分为上、下两支，行于颈外动脉及后静脉的浅面，继而又分为数支。通常上支向前上方，发出颞支及颧支，下支向前下方发出颊支、下颌缘支和颈支。此五支及其他们的分支，在腮腺内相互结合形成神经丛称为腮腺神经丛。

颞支自上支分出，向上越颧弓至颞区分布于额肌、眼轮匝肌、皱眉肌、耳前肌、耳上肌等。它与颧颞神经、耳颞神经、眶上神经、泪腺神经和上颌神经的睑支均存有交通。

颧支自上支发出后，向前上方行，越颧弓至外。支配眼轮匝肌及颧肌。与泪腺神经和上颌神经颧面支相交通。

颊支有时是下支的分支，也可能是上支及下支均有些分支。此支水平向前，行于颧肌及上唇方肌的深面。支配颧肌、笑肌、上唇方肌、尖牙肌、颊肌、切牙肌、口轮匝肌、降眉间肌及全部鼻肌。其与眶下神经终末支间形成眶下丛。

下颌缘支发出后向前下方行，经下颌角时，位于颈阔肌及笑肌之深面。支配下唇方肌及颏肌。可与颏神经、面神经颊支及颈支相交通。

颈支由腮腺下端向前下方发出，行于颈阔肌的深面，并支配该肌。可与耳大神经、颈皮神经相交通形成神经袢。

7. 淋巴引流决定了术后面部肿胀的程度

头面部的淋巴结并不多，主要有枕淋巴结、耳后淋巴结、耳前淋巴结、腮腺淋巴结及面深淋巴结。它们的输出管道均通向颈部淋巴结，包括下颌下淋巴结、颈浅淋巴结、颈深上淋巴结。

头皮和外耳的淋巴管流以外耳道为中心，大致分为四区。外耳道前壁及额颞区的皮肤其淋巴引流入耳前淋巴结，耳郭以上顶区及外耳道后壁皮肤的淋巴引向耳后淋巴结，枕区皮肤的淋巴引向枕淋巴结或直接进入颈深下淋巴结，而耳垂、外耳道底部、腮腺下部及下颌区皮肤的淋巴引向颈浅淋巴结或颈深上淋巴结。

面颈部淋巴的引流。上下睑外侧半皮肤淋巴注入耳前和腮腺淋巴结，上睑、下睑内侧半，外鼻、上唇、下唇外侧部皮肤的淋巴可经面深淋巴结到下颌下淋巴结，鼻根以上及额部中线皮肤一部分至腮腺淋巴结，一部分至下颌下淋巴结、下唇中皮肤的淋巴注入颏下淋巴结。

8. 面部年轻化手术的发展史

随着年龄增长，面部皮肤、皮下组织、肌层及骨骼逐渐蜕变、萎缩、松垂，表面形成皱纹，呈现衰老征象。去除面颈部皱纹的外科手术可称为除皱术、面颈提升术或面部年轻化手术。面部年轻化手术始于20世纪初，由于人们对面部衰老机制以及面颈部解剖研究的深入，除皱手术技术经历了一个由简到繁、日渐完美的发展过程。

Miller（1906 年）和 Kolle（1908 年）在皱纹局部较精确地设计了新月形或椭圆形的切口，直接切除皮肤（不行皮下剥离）来达到去除局部皱纹的目的。其缺点是术后改善不是十分明显，维持时间极短，手术切口不隐蔽。Bomes（1927 年）和 Burian（1930 年）设计的手术方法是在皮下潜行剥离一段距离，然后拉紧皮肤，将切口前多余皮肤切除缝合来达到消除皱纹的目的。其优点是术后效果有所改善，手术切口隐蔽，但缺点仍是维持时间短。Lewis（1954 年）和 Mayer（1956 年）在手术设计上则强调皮下广泛剥离的重要性，他们设计的手术术后效果较前两种术式都好，尤其是对鼻唇沟的改善，近期疗效可靠。我们称这一时期的除皱术为第一代除皱术。

1974 年，Skoog 提出具有里程碑意义的面颈部浅筋膜层下分离的除皱方法，于颈部颈阔肌下分离，而颈阔肌和皮下组织不分离作为完整的整体单位向后上方拉紧，术后颌颈角的轮廓得到一定程度的改善。这层与颈阔肌相连续的筋膜被命名为浅表肌肉腱膜系统 (superficial musculo-aponeurotic system, SMAS)，这样就产生了皮下分离加 SMAS 下分离的第二代除皱技术。

1976 年 Mitz 和 Peyronie 通过尸体解剖发现在面部皮下脂肪层的深面存在一个由肌肉、筋膜、腱膜组织排列构成浅层连续解剖结构，定义为浅表肌肉腱膜系统，即 superficial musculo-aponeurotic system，简称 SMAS。在解剖学研究的基础上 Mitz 和 Peyronie 设计了 SMAS 除皱术，使除皱术进入第二代。他们设计额颞部在帽状腱膜及额肌、颞浅筋膜下分离，颊部及颈部在广泛皮下分离基础上，在颧弓下 1cm 将 SMAS 掀起形成 SMAS-颈阔肌瓣，再向上悬吊于颧弓骨膜和耳前筋膜。术后效果较一代除皱术有明显改善，但并非全颜面深层结构复位。其结果仅是面下部组织复位良好，消除"双下颌"或"下颌垂袋畸形"。且由于鼻唇沟附近 SMAS 较薄弱，颊部 SMAS 提升对鼻唇沟形态的改善并不持久。

Harman 分析了面部老化的机制，认为 40 岁左右眼轮匝肌、颊脂肪垫和颈阔肌的松弛、向下移位是出现面部老化的主要原因。眼轮匝肌松弛产生颧部弦月征（睑袋表现之一）；颊脂肪松垂引起鼻唇沟加深；颈阔肌松垂破坏了下颌、颏、颈部的正常轮廓线。发生这些变化时皮肤与其下的三种结构的解剖关系并没有改变，如果只做皮肤皮下组织分离提升则只能解决皮肤松垂，而不能解决深层解剖结构的变化。所以这三种解剖成分需在同一复合瓣中被掀起，获得均等的提升和复位，而不改变它们固有的解剖关系。Haman 于 1986 年首次提出深层除皱的概念，他设计的手术将与皮肤相连的颊脂肪从颧肌上分离，并连同下方的颈阔肌及皮瓣一起向上重新定位，这使面颊的皮下分离范围大大缩小，且由于颊脂肪重新定位解决了鼻唇沟加深的问题。1992 年Hamran 经过进一步研究，提出了复合除皱术的概念，即将眼轮匝肌从眶外缘的骨膜上分离，而后同皮肤瓣一同掀起，形成一完整的复合肌皮瓣，该瓣蒂部是下部的颈阔肌及面动脉、上面部的眼轮匝肌及眶下血管。复合瓣丰富的血供允许较大的张力，这对皮下分离的皮肤瓣来说是不可能的。本术术后面中部老化得到良好矫正，这就是第三代除皱术。

Teimourian（1994 年）提出多层次面部上提术。他认为面部老化时皮下组织松弛程度大于 SMAS，他强调要在皮下和 SMAS 下均行广泛剥离，形成独立的皮肤瓣和 SMAS 颈阔肌瓣，分别向上提紧这两个组织瓣。本术术后对矫正面中部老化征象效果很好，这就是第四代除皱术。

骨膜下除皱术是由 Tessier 于 1982 年提出的，他在眶外缘和上缘处进行骨膜下分离，使眉及软组织向上提升，术后取得更好的眉上提效果。Psillakis 经过解剖研究认为，随着年龄的增长，老化面部软组织间的平衡关系丧失，协调的面形会发生变化，表现在面部骨骼、肌肉、脂肪和皮肤间的关系为进行性的容量、大小、部位、张力的改变。骨质脱钙，面颅骨体积逐渐减小，骨性突起下降，甚至消失，使面部表情肌的附着点下移，表现出面部皮肤软组织松垂，一般皮下剥离的除皱难以得到完美的矫正。所以 Psillakis 将骨膜下分离范围扩大，包括鼻根部、眶上缘、眶外缘、颧骨，掀起皱眉肌、降眉肌、颧肌的附着点，使手术获得满意的效果。为减少面神经颞支损伤，颧弓骨膜剥离不超过面中 1/3。

Ramirez 进一步的解剖研究指出 Psillakis 的骨膜下剥离有时会损伤面神经颞支，且由于剥离范围仍小，未获得明显满意的眉及面部上提效果，故提出扩大的骨膜下剥离技术。主要有以下改进：①眶骨骨膜剥离可进入眶内 1 ～ 2cm，增大眉上提效果。

②面中部分通过颞浅筋膜颧弓上 3cm 切口进入，到达颧弓后上缘切开骨膜向前方分离整个颧弓，即扩大分离范围又减少神经损伤。③颧弓下在咬肌筋膜再向下分离 1～2cm。④上颌骨前面分离到梨状孔、齿龈沟，使提上唇肌、提口角肌附着点掀起。同时结合小范围的皮下和 SMAS 分离，增强手术效果。

笔者等认为面部老化是由于皮肤、皮下组织、肌层及骨骼逐渐蜕变萎缩、松垂的结果，应用骨膜下层、SMAS 下层和皮下浅筋膜层同时分离的除皱术将获得更有效、更持久的面部年轻化（图 1）。

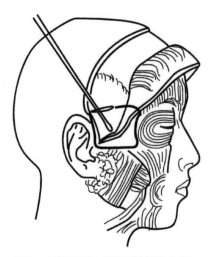

图 1　骨膜下除皱术颞肌筋膜下分离

注：分离平面在颞深筋膜深浅层之间，由此向下导入颧弓骨膜下分离。

Thompson 总结了传统冠状切口的并发症，包括创伤大、头皮瘙痒、头皮感觉减退或麻木、脱发、切口瘢痕。为减少乃至避免这些并发症，他将内窥镜技术引入整形外科。Aiache、Daniel

和 Grady 将内窥镜技术用于额部除皱和眉上提，术后效果和冠状切口相同，但能避免冠状切口的并发症，且损伤小、恢复快，所以额部内窥镜下除皱术优于传统技术。

Eaves 将内窥镜技术应用于全颜面除皱术，经颞部耳后切口入路，单纯在皮下行广泛面部和颈部向上悬吊。Abramo 和 Bostwick 先经耳前小切口盲视皮下剥离至鼻唇沟，再在内窥镜下剥离松解上提 SMAS，上提颊脂垫。Ramire 选择骨膜下路径，他认为骨膜下更利于应用内窥镜操作，额部和面中部剥离是在同一平面，操作更安全、省时，可以打断颧弓屏障，面中部组织上提效果更可靠。

面部老化征象及原因

面部老化是人体老化的局部表现，是一种渐进过程。老化程度与年龄、遗传、生活、工作环境（如强紫外线照射）、心理情绪、营养状况和疾病有着密切的关系。面部老化不仅是外表皮肤发生变化，其面部深层的各种组织也发生位置和结构的变化，综合出现各种不同的老化征象。

9. 皮肤老化的表现

皮肤老化是面部老化的外部表现，第一个外表老化征象是皮肤开始松垂。随着年龄的增加，皮肤厚度明显变薄，表皮细胞变圆、扁平、形成空泡、生理功能下降。表现为皮肤干燥，粗糙，基底层厚度变薄、乳突收缩，生发层细胞数量明显减少、胶原纤维含量渐减少，而且出现胶原纤维肿胀、碎裂、萎缩。皮肤因此弹性下降，失去原有的张力。皱纹是典型的皮肤老化征象。

10. 面部皱纹的分类

（1）自然性皱纹：此皱纹主要位于颈部，呈横弧形（图2）。一般出生时即存在，它的存在便于颈部自由地进行前俯后仰和左右旋转运动。颈部大范围自由运动需要有充足的皮肤，自然性皱纹开始出现并不一定代表老化。但随年龄增加，颈部长期运动，颈阔肌长期收缩，使自然性皱纹变得很深，皱纹间皮肤松弛隆起，加上皮下脂肪堆积，表现为老化的征象。

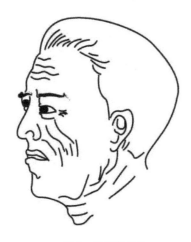

图2　自然性皱纹

（2）动力性皱纹：动力性皱纹是表情肌长期反复收缩所致，所以表情肌较丰富的地方动力性皱纹也较多。其早期只在表情肌反复收缩时出现，称之为动态皱纹。但当皮肤发生病理性改变，即使表情肌没有运动，皱纹也不消失而长期存在，称之为静态皱纹。每一个人的表情习惯和动作不一样，故皱纹出现的部位、严重程度和时间均不一样。由于表情肌附着于皮肤，由于肌肉反复收缩，使皮肤在肌肉收缩垂直的方向出现皱纹，如额肌收缩形成额横纹；眼轮匝肌收缩形成鱼尾纹，呈放射状排列；眼轮匝肌收缩所致的下睑皱纹呈垂直或稍斜的方向排列；皱眉肌收缩所致眉间皱纹方向垂直；颊肌和上唇方肌、笑肌收缩所致颊部皱纹呈斜形分布。由于口轮匝肌的面积较大，与表面的皮肤紧密结合，所以口轮匝肌收缩所致的上、下唇皱纹数目甚多，深浅不一，在两口角呈放射状，在上、下唇呈垂直方向排列。

（3）重力性皱纹：重力性皱纹是由于皮肤弹性下降，逐渐松弛、深层组织老化，支持力下降、骨骼脱钙，体积变小，骨性隆起降低甚至消失，加之重力的作用而逐渐在不知不觉中出现，一般出现在 40 岁左右（图 3）。重力性皱纹多出现在有骨性隆起的部位，如上睑皮肤肌肉渐松弛，逐渐下垂，形成上睑赘皮，以上睑外 1/3 部位最为严重，出现典型的三角眼。下睑由于皮肤肌肉松弛，眼轮匝肌向外下方向下垂，形成典型的颧部半月形隆起老化征象。在颊部和下颌缘处，由于软组织的松垂，形成典型的下颌垂肉畸形，使颌下线中断。在颈前部，由于颈阔肌内侧缘松弛和皮肤下垂形成两条下垂的蹼状皮肤皱褶，形成典型的"火鸡颈"老化特征。由于颈部皮肤弹性下降，颏下脂肪堆积，重力的作用加重，形成典型的双颏畸形。

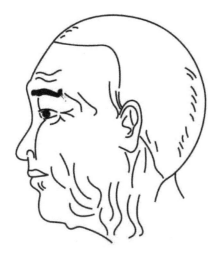

图 3　重力性皱纹

11. 鼻唇沟的老化如何产生

鼻唇沟是每一个人均存在的正常解剖标志。随老化进展，鼻唇皱襞更加隆起，鼻唇沟加深，出现典型的面中份老化征象。产生鼻唇沟老化的因素是多方面的，机制较复杂。

（1）组织移位所致：Psillakis 根据新鲜尸检证明，随年龄增加，骨质脱钙，骨性隆起降低或消失，表情肌的附着点下移（如颧大肌、颧小肌、上唇提肌、提上唇鼻翼肌上端附着点下移），而这些肌肉的下端又止于鼻唇沟和口角附近相对固定的皮肤。面中份的组织随肌肉下移而堆积于鼻唇沟外侧，使鼻唇皱襞隆起加重，鼻唇沟加深。

Stuzin 根据尸解和临床观察认为，随着年龄增加，面部深层支持组织如颧弓韧带老化，弹性下降，支持力减弱。颧弓韧带为 2 ～ 3 束腱性致密结缔组织韧带，起始于颧弓前端下缘骨膜，在颧大、小肌起始部后方，穿过深层软组织附着于皮肤的真皮下。颧弓韧带支持力下降，颞部和颊部的各皮肤、皮下组织随之下移堆积于鼻唇沟外侧，使鼻唇皱襞隆起增加，鼻唇沟加深。Stuzin因此认为鼻唇沟加深是皮肤、皮下组织组织移位所致。Yousif经解剖观察认为，面中份的表情肌向下均附着于鼻唇沟内下方的真皮内，而鼻唇沟外上方皮内无肌肉附着，也就没有表情肌的支持，软组织容易松弛移位下垂。而鼻唇沟内下方由于肌肉附着的支持作用，软组织不易松弛下垂，所以这种组织移位的差别就形成组织堆积，使鼻唇皱襞隆起增加，鼻唇沟加深。

（2）组织结构差异所致：新鲜尸体解剖可以发现面部脂肪分布差异较大，鼻唇沟外侧、下颌下部和颏下脂肪较厚，易于形成脂肪堆积。鼻唇沟外上有颧脂肪垫，深面又有颊脂肪垫。而鼻唇沟内侧口轮匝肌表面几乎无皮下脂肪，表皮和肌肉纤维直接相连，所以一旦肥胖，鼻唇沟外侧皮下脂肪堆积增厚，形成明显隆起的鼻唇皱襞。这种鼻唇沟内、外侧组织分布的差异也导致典型的鼻唇沟加深的老化征象。

由于形成鼻唇沟老化的原因是多方面的，所以不同学者也提出了不同矫正鼻唇沟的手术方法。

12. 下颌垂肉的产生是因为颊部内侧深层组织的支持作用减弱

下颌垂肉的形成是由于随着老化进展，颊部内侧深层组织的支持作用减弱，如颧弓韧带、咬肌皮肤韧带松弛，颊部全层软组织（皮肤、皮下脂肪、SMAS、颈阔肌）均下移堆积于下颌骨缘。下颌垂肉的出现使圆滑、流畅的下颌线中断，影响美观。SMAS下剥离、上提对矫正下颌垂肉效果明显。

13. 面部年轻化术前对患者的咨询和评价

面部年轻化手术施行时间越早，术后效果越好，维持时间越长。因为较年轻的患者形体年轻，心理年轻，性格开朗，局部皮肤弹性好，深层软组织退行性改变较轻，解剖畸形也较轻，老化征象以组织松垂为主，而通过手术能较好地完成解剖复位，术后恢复快，术后效果能达到外表年轻和心理年轻的和谐结合，获得真正年轻化的效果。40岁左右的患者由于面部老化征象较轻，虽然术后外表改变不是很显著，但他们一般对术后效果满意，通常是因为他们不想突然显现50岁左右的外表，只想将30～40岁的外表维持较长时间，而不是想变成20岁左右的容貌，他们只要求术后能达到较年轻的外表，防止老化征象进一步加重。

年龄较大的患者由于组织退行性改变较重，皮肤皱纹明显，需要比较彻底的手术。为了去除皮肤皱纹，皮下剥离较广泛，皮肤与深层的纤维联系被打断，因此术后恢复慢。虽然术后比较显著地矫正了老化征象，但患者不会十分满意，因为患者的形体和动作均明显老化；虽然手术能使患者面部较年轻，但手术不可能使年龄较大的人变成年轻人，所以局部的效果与整体的老化不易形成谐调，术后效果维持时间也较短。

决定面部年轻化手术是否成功的最关键因素是患者的选择。除了年龄因素外，如果患者有不现实的期盼和不健康的心理也应特别警惕。以下这些情况均是患者对手术抱有不现实的期盼，对这些患者最好的决定是放弃手术。

①患者带来 20～25 年前所拍照片进行咨询，希望术后达到那时的效果，这是不现实的。

②患者确信经过手术能确保其工作职位的升迁、工作性质的改变。

③患者相信手术能解决其婚姻危机，经过手术重新获得爱情，保证婚姻稳定。

④独身患者希望手术能够使其找到满意的、新的配偶。

⑤患者过度肥胖或平时又不注意自身外表，但希望手术使其变得更加年轻漂亮。

⑥患者希望通过手术使其爱人或其他人更加喜欢他（她）。

⑦患者没有手术指征，却强烈要求手术。

⑧患者反复在术前咨询，对手术没有深刻理解或对手术的期盼结果也无客观的理解，这些情况均易发生术后争端。

除了谨慎地选择患者外，还应详细与患者交谈。让患者知道术前、术中及术后可能碰到的问题，以便患者有足够的思想准备，度过恢复期。需告知患者的内容如下：

①患者在手术期间应进行心电监护、气管插管、静脉输液，这些均会给患者带来不同程度的不适感觉。

②预估手术时间，以便患者有思想准备。

③术后术区要进行敷料加压包扎，会存在不适的感觉。

④术后有淤血、肿胀、疼痛等不适感觉，且这些症状需要时间恢复。

⑤术后第一次洗澡、洗头的时间和方式。

⑥缝线拆除的时间。

⑦术后恢复时间。在术后4周左右患者恢复到社会可接受的效果，不需再用化妆掩饰。术后完全恢复正常需要较长时间，所以手术的恢复需要时间和耐心。

面部年轻化术前患者检查和制订治疗计划

14. 术前诊断是术前检查的重点

术前检查的重点是术前诊断，以确定老化的性质和部位，制订合适的治疗方案，预测手术效果。

检查老化征象可分重力性和内在性的改变：①重力性改变包括上睑皮肤下垂、眉下垂、鼻唇沟加深、下颌垂肉及颈部松垂。②内在性的改变包括皮肤弹性下降、不正常的色素斑、紫外线损害、表皮细小皱纹、皮下脂肪萎缩及表皮损害。

我们强调面部年轻化手术是一种再造手术，再造面部年轻时各层软组织的解剖和位置关系。为了成功地达到这些目的，术前必须充分了解存在哪些畸形，知道怎样成功地矫正这些畸形，尤其对一些特殊的老化解剖特征要特殊处理。

15. 根据老化征象和患者要求制订治疗计划

（1）根据老化征象制订手术方案：

由于深层组织支持作用减弱导致的畸形（如深鼻唇沟、下颌垂肉、火鸡颈畸形）最好的矫正方法是恢复深层组织的支持力。

由于皮下脂肪聚集引起的畸形（如双颏畸形、下颌下脂肪聚集隆起、下颌垂肉合并脂肪堆积）在除皱术时必须结合吸脂术或脂肪剪除术，才能获得理想效果。

额部和外眦部明显的动力性皱纹是由于表情肌反复收缩使肌肉和真皮连接加强和固定化所致。矫正这些皱纹必须在皮下和表情肌间剥离、松解这些连接，同时提紧肌肉才能有效矫正。

上睑、下睑细小皱纹、口周皱纹虽然也属动力性皱纹，但由于部位特殊，必须结合化学剥脱或激光治疗。

（2）根据患者的要求制订手术方案：

面部老化的外部表现虽然在脸上，但有时常隐藏着复杂的精神状态和心理情况。如果制订手术方案时忽略了这些情况，即使手术成功患者也不会完全满意。所以术前必须了解并掌握患者的心理状况和手术动机，他们最迫切要求矫正的面部老化征象是局部（额、眼睑、颞、颊、颈部）或整体（全颜面）。了解这些情况后，应向患者说明，制订的手术方案是最先解决患者最迫切要求解决的问题，并向患者说明所采用方法的步骤和能达到的预期效果，以及目前所采用方法的局限性和术后并发症。

面部年轻化手术的麻醉、手术方式与基本技术

16. 面部年轻化手术的麻醉方式

面部年轻化手术可采用气管插管全身麻醉、局部浸润麻醉＋镇静、局部阻滞麻醉＋局部浸润麻醉三种方式。

如果手术范围较大，手术时间较长，最好采用气管插管全身麻醉。一方面患者比较平静、舒适；另一方面也可防止患者过度紧张所导致的血压升高。但术中操作困难，术后易形成血肿。

如果手术范围较小，仅在面上或中 1/3 进行，但患者较紧张，对疼痛的耐受性较差，在注射局部浸润麻药时可先进行镇静，消除患者的紧张情绪，待局部浸润麻药注射完后则可安静手术。

如果在面上 1/3 进行手术，可先行眶上神经和滑车上神经的阻滞麻醉，颞部再用局部浸润麻醉。

17. 面部年轻化手术的 3 种基本方式

根据患者面部的老化特征和患者的要求，面部年轻化手术可采用局部手术、全颜面手术和辅助手术 3 种基本方式。

（1）局部手术：

①额部上提术：额部上提术的目的是矫正眉下垂、上睑赘皮（尤其上睑外侧的皮肤松垂）、额部和眉间皱纹。

②颞部除皱术：颞部除皱术的目的是去除外眦鱼尾纹，同时部分矫正眉下垂和上睑皮肤松弛。

③额、颞部手术：目的是同时矫正额颞部的老化征象。

④面中、下年轻化手术：主要上提复位面中份的下垂组织，达到矫正深鼻唇沟和下颌垂肉、恢复圆滑自然的下颌线的目的。

⑤颈部上提术：通过颈部上提术可以矫正颈部的老化征象（颈下颌角圆钝甚至消失，颏下垂肉，严重者甚至出现"火鸡颈"畸形）。

（2）全颜面手术：

全颜面手术是将局部手术方式合并一次完成。其优点是一次将面部老化的征象矫正，达到年轻化的效果。手术效果比较谐调，但是手术时间较长，手术创伤较大，术后恢复时间较长，故需向患者解释清楚，以便取得患者的合作。

（3）辅助手术：

辅助手术的目的是使年轻化的效果更加完善。在全颜面年轻化术后，如颈部、上睑、外眦、口周等部位仍存在细小皱纹，可以术后辅以皮肤磨削、化学剥脱、激光治疗等辅助方法去除细小皱纹，能获得手术不能达到的效果。如果颈部上提术时辅以颈部吸脂或脂肪剪除，则能达到更加完美的颈、下颌角形态。如果有颊部脂肪萎缩，出现两颊凹陷畸形，可辅以自体脂肪注射治疗，恢复两颊丰满的年轻化形态。眉弓、颧部、上颌骨、下颌骨等有骨性隆起特征的部位，如老化后骨性隆起降低，行假体充填以恢复年轻时的轮廓外形。

18. 切口设计、组织剥离、切口缝合是手术的基本技术

（1）切口设计：

①额部切口：主要根据额部的宽度设计切口，同时有资料统计显示，颈部的宽度以 6cm 为界线，如果额部宽度大于 6cm，则额部切口选择在额部前发际缘（图 4）。这种切口的优点是剥离范围相对较小，可防止术后患者额部过宽，但是切口痕迹显露在外面，患者能否接受，必须在术前解释清楚。如果额部宽度小于 6cm，额部切口则可放在额部头皮内（图 5，图 6），为了减少术后头皮麻木的情况发生，应在发际后 9 ～ 10cm 设计切口，虽然剥离范围增大，头皮瓣掀起也较困难，但优点是能减少术后头皮麻木且切口痕迹较隐蔽。

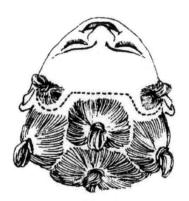

图 4　额部发际切口

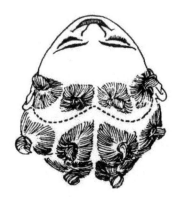

图 5　额部发际内切口正面

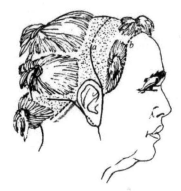

图 6　额部发际内切口侧面

注：可见颞部发际内凸向后方的弧形切口。

②颞部切口：最常用的颞部切口是在颞部发际内 5～6cm 设计凸向后方的弧形切口，上达颞线，下至耳上发际缘。该切口术后痕迹隐蔽，分离范围较大，在皮下剥离时应防止损伤头皮毛囊。为了防止术后鬓角移位或缩窄，切口可作改变（图 7）。西方学者常为了防止眉梢与鬓角之间的距离变化过大和鬓角变形将颞部切口放在颞部发际缘处，这样造成此切口术后痕迹显露在外，国人应慎用。

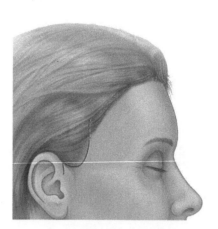

图 7　颞部切口改变示意图

③耳前切口：最常用的耳前切口是沿耳屏前（图 8）或耳屏后的曲形切口。此种切口隐蔽，呈曲线形，可防术后切口挛缩变形。但应防止耳屏软骨受损伤，耳前应避免用直线切口。

④耳后切口：耳后切口的设计是前接耳前切口，绕耳垂向上，经颅耳沟达乳突后，向后转向枕部发际缘向下，或直接进入枕部头皮内（图 9）。

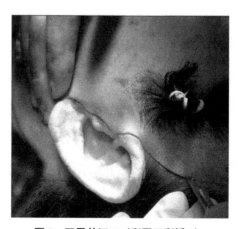

图 8　耳屏前切口（彩图见彩插 1）

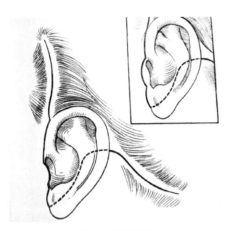

图 9 耳后切口

注：耳后切口前接耳前切口，绕耳垂向上，经颅耳沟达乳突后，向后转向枕部发际缘向下，或直接进入枕部头皮内。

（2）组织剥离：

根据面、颈部的解剖特点和面部的老化特征，面部年轻化手术可以根据不同的需要在不同的平面剥离。

①皮下层剥离：皮下剥离是面部除皱术中最基本、最常用的手术技术，该技术操作安全。额部皮下剥离可以松解皮肤和额肌间的粘连，去除皱纹。颞部皮下剥离可以松解皮肤和眼轮匝肌间的粘连，提紧眼轮匝肌瓣，去除鱼尾纹。面中份的皮下剥离便于剥离 SMAS 层，颈部皮下剥离便于剥离上提颈阔肌。皮下剥离仅作为面部除皱术中的一次基本技术，不宜单独行皮下剥离除皱术，因为面部老化是面部全层组织的老化、全层组织的松垂，面部年轻化术必须将全层组织松解向上提紧复位（图 10）。

② SMAS 层剥离：SMAS 的全称是浅表肌肉筋膜系统，是一个复合形态功能单位，一个连续的解剖层次。SMAS 向上与头部

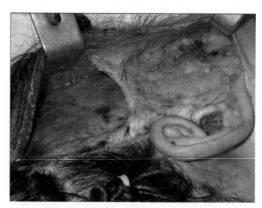

图 10　颞部及颊部皮下剥离层次（彩图见彩插 2）

注：图中 A 所示为组织过渡区，颞部颞浅筋膜与颞部浅层间的剥离与颊部皮下剥离间存在该区，过渡区内含有面神经分支和血管分支。

的颞浅筋膜、眼轮匝肌、额肌相连，向下与颈阔肌相续，浅层借纵行的纤维纵隔与皮肤相连。面神经的分支均走行于 SMAS 的深层，故术者可根据除皱范围选择在 SMAS 下的剥离范围，手术操作是安全的。额部在帽状腱膜、额肌下剥离，颞部在颞浅筋膜与颞深筋膜浅层间剥离，而中份 SMAS 与腮腺之间剥离，颈部在颈阔肌下剥离。SMAS 下剥离松解、上提、固定对矫正面中、下份老化征象效果显著。

③骨膜下剥离：随着年龄增加，骨质脱钙，颅骨体积缩小，骨性隆起（如眼眶周围、颧弓、颧骨、上颌骨、下颌骨）降低，颅骨和深层组织间平衡动态关系发生变化，加之表情肌（如眼轮匝肌、额肌、颧大肌、颧小肌、提上唇方肌、咬肌）的附着点下移，使面部全层软组织均松垂下移。在骨膜下剥离眶周、颧弓、颧骨体、上颌骨、鼻骨上份，使肌肉起点松解，而后上移提紧，同时也使面部的其他软组织上提复位。骨膜下剥离适合于年龄较

轻的患者，面部软组织轻、中度松垂，皮肤皱纹不明显。可在耳前不留切口痕迹地矫正面上 1/3 或面上 2/3 的老化征象，尤其适合中国人。如果患者年龄较大，老化征象较重，可结合 SMAS 下剥离的多层次剥离面部年轻化手术。

④面部三层剥离：为了更有效、更持久的使面部年轻化，从解剖学角度考虑笔者采取面部三层剥离除皱，使面部整体组织都能拉紧上提，效果更加理想。

手术在全麻下进行，于头部按设计切口切开头皮，头顶部在帽状腱膜下分离疏松结缔组织层，颞部在颞浅筋膜深层向下、前剥离达眉弓上和眉间鼻根部皱纹区，分离完毕后，分别纵、横切断额肌和皱眉肌。于颞面颊部沿耳前和耳后设计切口，切开皮肤达皮下脂肪层，并在此层向前分离，分离前缘所达范围从上到下为外眦、颧突、咬肌前及向下延续到颈上部颈阔肌浅层。耳前上段切开颞浅筋膜，中段切开皮下浅筋膜（皮下脂肪层）、腮腺筋膜，下段切开颈阔肌外侧缘，即 SMAS 层，然后在此层下向前剥离 2.5 ～ 3.5cm。部分切除 SMAS 以能上提拉紧此系统于颞浅筋膜、耳软骨筋膜及耳后深筋膜固定缝合为准。颧弓上缘上 1.5cm 到眶上缘之间平行线切开颧弓上缘颞深筋膜和眶上骨膜，在颞深筋膜下层向下剥离达颧弓上缘下方骨膜，再用骨膜剥离子在眶上骨膜下向颧弓方向分离，剥离起颧弓骨膜，紧贴颧弓上缘下方剪开骨膜，使颞深筋膜下层和颧弓骨膜下层相通形成一个层次，同时可避免损伤位于浅层的面神经额支。

然后在此层次再向下、内、外侧充分剥离起颧骨和上颌骨骨膜。于三层（皮下、SMAS下和骨膜下）剥离完毕后，向上外提紧颞深筋膜和骨膜层固定在上部颞深筋膜表面，拉紧上提SMAS，上部与颞浅和颞深筋膜固定缝合，中下部与耳前软骨筋膜及耳后深筋膜固定缝合。之后上提头皮，去除多余头皮后缝合切口，拉紧上提耳前、下、后皮肤，去除多余皮肤后对应缝合切口。

众所周知，面部除皱最严重的并发症是面神经损伤，面神经位于SMAS下层，从耳前到鼻唇处，越向前走行越表浅，所以无论在哪层剥离，越往前安全度越低。根据面神经的解剖关系，可见本方法是在安全范围内剥离，另外，因为是三层剥离，所以每层剥离范围均不必太大，特别是SMAS下和皮下浅筋膜层，便可达到满意效果，而不易损伤面神经。虽然术后深层肿胀较明显，但恢复也较快，且皮肤肿胀青紫不明显。术中剥离层次清楚，术后包扎牢固，可大大减轻肿胀程度。如果面部老化程度较轻且受术者不愿耳周围遗留切口瘢痕，只要在颞区和耳前上部向前、下分离皮下浅筋膜层和SMAS，适当去除SMAS和皮肤，以上提拉紧为主加上骨膜下剥离，也能很有效地使面部年轻化。

切口缝合：为了获得更好的面、颈部年轻化效果，我们强调深层组织的剥离松解，自然上提复位，而不提倡深层不彻底剥离仅靠上提的张力取得效果。同时我们也强调将缝合的张力放在深层组织，浅层组织在小张力或无张力下进行缝合。头皮缝合的张力应在帽状腱膜和颞浅筋膜层，头皮在少张力的情况下缝合，防止头皮张力致毛囊缺血，术后形成脱发和疤痕较宽的并发症。面颈部的张力应在SMAS、颈阔肌层。耳前切口皮肤应无张力缝合，防止术后出现耳屏、耳垂变形和切口疤痕明显的并发症。

应用颞部三点减张悬吊来防止术区脱发。方法如下：冠状切口与头发方向平行，尽量保护毛囊。额部在帽状腱膜下分离，保护眶上血管神经束。颞部在颞浅筋膜浅面分离。要注意正确掌握分离层次，过浅损害毛囊致术后脱发，过深如进入颞浅筋膜内，可导致失血较多，而进入颞中筋膜内则会损伤面神经颞支。额颞部两个平面分离完毕形成颞浅中筋膜蒂瓣，称为额颞额蒂，内含颞浅血管、面神经颞支。按常规切除部分皱眉肌、降眉肌和额肌。将颞浅中筋膜蒂瓣向外上提拉，固定于颞深筋膜。

将颞部皮瓣牵开，手指顶在颞部发际线处皮肤，以4-0可吸收缝线，直视下自颞部头皮瓣发际线无毛囊一边的皮下层进针，向外上方向，即与颞部SMAS提拉的方向相同，横行跨越头皮瓣毛囊区，自切口的筋膜层出针，然后拉紧缝线后打结。注意双侧眉、眼角高度对称。减张悬吊的每针既能对颞部毛发区和切口减张，同时兼有提拉作用。在颞部以相同手法跨越毛囊区共行减张悬吊三针，这三针形成了一个平面，故称三点减张悬吊法。三针相互之间的距离以等分颞部发际线长度为宜，并互相平行。

如同时行面部除皱术，则做耳前后至乳突区连续切口，先行耳前后皮下剥离，然后剥离形成SMAS-颈阔肌瓣。眼轮匝肌和耳前SMAS向外上折叠悬吊，SMAS-颈阔肌瓣与耳后乳突筋膜固定，切除多余皮肤，缝合切口。包扎及术后处理同常规。经随访，与未进行减张缝合组相比，术后颞部切口瘢痕较窄，脱发较少。是目前临床上常用的手术治疗面部老化的术式。

面部局部年轻化手术

19. 根据患者存在的眶周问题进行眉部皮肤切除术的术式选择

有一部分患者老化范围主要表现在眼睑及周围，这样行上眼睑赘皮去除术，下睑袋整形术及眉周皮肤切除术便可解决（前两项属于眼部整形，暂不论述）。

（1）眉上切口皮肤去除术：

主要解决眉毛较低、上睑皮肤松及鱼尾纹。手术过程是患者平卧位，常规消毒铺无菌巾。亚甲蓝在双侧眉上缘设计梭形切除范围（最宽处位于外侧，一般不超过 1cm），1% 利多卡因 + 1/200000 肾上腺素局部浸润麻醉，沿右侧设计线切开皮肤、皮下至额肌浅层，切除标记范围内的皮肤组织，止血，6-0 可吸收线缝合皮内组织，7-0 单丝缝合皮肤。同法行左侧手术，无菌辅料覆盖。

（2）眉下切口皮肤去除术：

针对眉和上睑缘距离相对较长，且不要求眉上抬者，解决上睑皮肤松及鱼尾纹。手术过程是患者平卧位，常规消毒铺无菌巾。亚甲蓝在双侧眉下缘设计梭形切除范围（最宽处位于外侧，一般不超过 1cm），1% 利多卡因 + 1/200000 肾上腺素局部浸润麻醉，先沿右侧设计线切开皮肤、皮下，切除标记范围内的皮肤组织，止血，6-0 可吸收线缝合皮内组织，7-0 单丝缝合皮肤。同法行左侧手术，无菌辅料覆盖。

（3）切眉术：

针对纹眉等造成眉形较差且要求去除眉毛的患者，解决上睑皮肤松及鱼尾纹。手术过程是患者平卧位，常规消毒铺无菌巾。亚甲蓝设计双侧眉切除范围，切口线位于整个眉毛，仅保留部分眉头。1% 利多卡因 + 1/200000 肾上腺素局部浸润麻醉，沿右侧设计线切开皮肤、皮下，切除标记范围内的皮肤组织，止血，6-0 可吸收线缝合皮内组织，7-0 单丝缝合皮肤。同法行左侧手术，无菌辅料覆盖。

20. 额部上提术可改善去除额部及眉间皱纹，矫正眉下垂和上睑皮肤松垂

额部上提术的实施目的是去除额部和眉间皱纹，矫正眉下垂和上睑皮肤松垂，尤其是上睑外侧皮肤松垂。为了达到这些目的，根据老化征象产生的原因，形成了不同的手术方法。

（1）传统的冠状切口技术：

①术前设计：如前（图4，图5，图6）所示的做头皮内或沿前额发际缘（根据前额的高度）的冠状切口。

②麻醉：切口用0.5%利多卡因（含1/200000肾上腺素）浸润麻醉，麻药必须注射于头皮内，防止在帽状腱膜下注射，目的是使头皮内血管收缩止血，利于手术操作。切口的方向应与毛囊的方向平行。

③剥离：切开头皮后，在帽状腱膜与骨膜间剥离达眶上缘，剥离时应防止头皮撕裂伤，如感觉神经撕裂伤会导致术后长期头皮麻木和感觉异常。剥离达眶上缘时，应注意辨认、保护眶上神经血管束。

④表情肌的处理：将剥离松解的额部头皮瓣向前翻转，辨认皱眉肌和降眉肌（图11），切除中间部的皱眉肌（至少保存一半的皱眉肌，以防术后表面凹陷畸形），同时切除部分降眉肌。

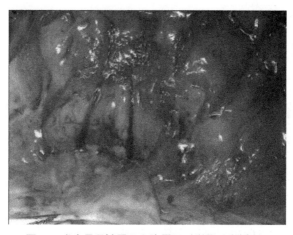

图11 术中暴露皱眉肌和降眉肌（彩图见彩插3）

对于眉间皱纹较深者，笔者应用眉间骨膜瓣翻转覆盖携带皱眉肌的筋膜瓣，使皮肤与肌肉分隔开，有效地防止了皮肤与肌肉的重新粘连，消除了眉间纵纹，是一种疗效较好的除皱方法。其实施方法如下：麻醉成功后，在额部做冠状切口，将头皮瓣向下翻转，在帽状腱膜与骨膜之间分离，达鼻根部时，充分显露鼻根部，在中线切开皱眉肌对应处的筋膜，显露皱眉肌，将该肌肉的起点离断。在分离的头皮瓣对应于鼻根部的部分分离出大小约 2cm×2cm 的蒂位于下方的筋膜瓣，该筋膜瓣上附带部分皱眉肌，向上翻转，并用 4-0 可吸收线将该组织瓣固定于骨膜上，在该组织瓣最远端固定处的上方，分离一较上述筋膜瓣稍大的骨膜瓣（大小约 3cm×3cm），蒂恰位于筋膜瓣远端，将该骨膜瓣向下翻转 180°，覆盖于附带部分皱眉肌的筋膜肌肉瓣上，周围 4-0 可吸收线固定（图 12，图 13，图 14）。

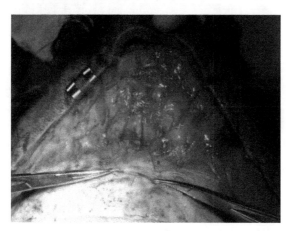

图 12　在已分离的头皮瓣对应于鼻根部的部分，分离大小约 2cm×2cm 蒂位于下方的筋膜瓣，该筋膜瓣上附带部分皱眉肌，向上翻转，并用 4-0 可吸收线将该组织瓣固定于骨膜上（彩图见彩插 4）

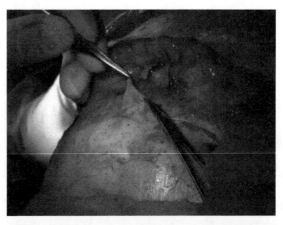

图 13　在该组织瓣最远端固定处的上方，分离一较上述筋膜瓣稍大的骨膜瓣（大小约3cm×3cm），蒂恰位于筋膜瓣远端，将该骨膜瓣向下翻转 180°（彩图见彩插 5）

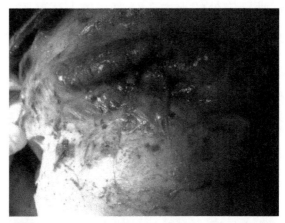

图 14　应用眉间骨膜瓣翻转覆盖携带皱眉肌的筋膜瓣（彩图见彩插 6）

　　切除额肌的目的为减少额肌的活动性，减轻额部横行皱纹；利于头皮瓣最大限度地向上提紧；使头皮瓣有裸露的创面，利于粘附在颅骨表面，使头皮瓣保持在被提高后的位置。切除额肌应防止破坏皮下组织，以防术后额部表面不规则畸形，同时应防止损伤感觉神经的分支，呈长方形散在切除额肌，保存感觉神经分支。根据皱纹的情况决定切除额肌的数量。如果额部仅有轻的细小皱纹，则仅切除帽状腱膜和额肌筋膜，保持额肌的连续性，使裸露创面粘附到颅骨表面。如额部皱纹较严重，则应切除部分额肌。额部皱纹越严重，切除额肌的范围应越大一些。

⑤切口缝合：额部头皮瓣在向上提紧的基础上行五点缝合固定（图15），分段切除多余的头皮，在较小张力下分层间断缝合切口，帽状腱膜层张力大一些，皮肤层缝合张力较小，防止毛囊缺血，术后脱发。

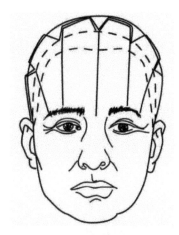

图 15　五点缝合固定

注：额部头皮瓣在向上提紧的基础上行五点缝合固定，各为正中点，眉梢垂直对应点与水平对应点。

（2）皮下剥离技术：

①麻醉：切口用 0.5% 利多卡因 + 1/200000 肾上腺素浸润麻醉，由于额部皮肤较薄，可在皮肤和额肌之间用 0.1% 利多卡因 + 1/200000 肾上腺素浸润肿胀麻醉。

②剥离：皮下剥离一定要轻，仔细地用手术刀或者组织剪进行剥离，皮下剥离超过眶上缘达眉下缘，创面用双极电凝严密止血。由于眶上神经的主干位于肌肉层，所以不会损伤眶上神经血管束。

③切口缝合：剥离完成后将皮肤瓣轻度向上提紧，分段切除多余的皮肤，切口在小张力下缝合，用较少的敷料，适度压力下包扎术区。

④并发症：在额部皮下剥离各种并发症较高，例如秃发和皮肤坏死。Ortiz-Monasterio 等称："从额肌上游剥离皮瓣很易引起血供障碍，有些学者报道过悲惨的结果"。但 1989 年 Wolf 等报道皮下分离技术 27 例经验，认为具有以下优点：伤口愈合容易；能保存切口后的头皮感觉；有效地消除皱纹，同时可提眉；可在直视下从上方修剪额肌、皱眉肌、降眉肌以及皮下脂肪。并指出通过帽状腱膜和额肌切口的深层分离可能产生切口区持续的感觉缺失和严重瘙痒等后果。目前人们已经很少做额部皮下分离除皱。

（3）骨膜下多层次剥离技术：

①术前设计：切口仍采用传统的冠状切口。

②麻醉：切口用 0.5% 利多卡因 + 1/200000 肾上腺素浸润麻醉，额部术区用 0.1% 利多卡因 + 1/200000 肾上腺素浸润麻醉，眶上神经和滑车上神经可用 1% 利多卡因阻滞麻醉。

③剥离：额部切口深达骨膜下，颞部切口深达颞深筋膜浅层，在此层次向下剥离颞部达颧弓，额部在骨膜下剥离达眉弓水平。如果眉下垂较严重，骨膜下剥离超过眉弓缘下方，同时在骨

膜下剥离眶外侧缘和眉间、鼻根、鼻背部。

④表情肌的处理：在眉间和鼻根切开骨膜，分离骨膜显露皱眉肌、降眉肌，在直视下切除部分肌肉，电凝严密止血。

根据术前标记额部皱纹情况，如果皱纹较轻，在避开感觉神经分支的情况下，呈长方形散在切除骨膜、帽状腱膜、额肌肌膜层，保留裸露的额肌肌纤维完整性，以便确实保证额肌的连续性。如果额部横行皱纹较重，沿额部发际缘横形切开骨膜、额肌达皮下层，在皮下层与额肌间向切口额侧锐性剥离达眉下缘。皮下剥离一定轻柔，仔细保持额肌的连接性。这样剥离的目的一方面是剥离松解皮肤与额肌间的粘连，去除额部水平纹；另一方面是保证头皮瓣有足够的厚度，毛囊有充足的血供，防止术后脱发。将剥离松解的额肌瓣和皮肤瓣分层向上提紧与切口后缘的帽状腱膜重叠缝合，保证额肌的完整性，恢复其张力，矫正眉下垂。

⑤切口缝合：头皮切口在适度张力下分段切除多余的头皮，切口间断缝合。

额部骨膜下多层次剥离技术能达到额部上提术的三个目的：A. 皮下和额肌间剥离能去除额部水平皱纹；B. 向上提紧完整的额肌瓣能矫正眉下垂和上睑皮肤松垂（由于额肌向前下方止于眉部皮肤并和眼轮匝肌相互交错）；C. 坚韧的骨膜和额肌结合在一起增加了额肌向上提紧的力量，骨膜与裸露的颅骨易于粘附固定，使眉保持在上提后较高的新位置，既保持了额肌的连续性，又可防止术后眉和上睑皮肤再次松垂复发和老化。

21. 颞部除皱术可改善眶外侧部的鱼尾纹和部分上提眉下垂

颞部除皱的目的是去除眶外侧部的鱼尾纹和部分上提眉下垂。眶外侧鱼尾纹属动力性皱纹，是眼轮匝肌与皮肤真皮之间相互交织、相互作用的结果。眼轮匝肌围绕眼睑周围皮下，深面紧贴于眼眶周骨膜，肌纤维起自内侧韧带及其周围的骨性肌，肌束呈弧形弓向外侧，在外支处，上下部肌纤维互相交错止于皮肤，部分肌纤维移行于额肌，外周与颞浅筋膜相续。所以去除眶外侧部皱纹理想手术方法是既能提紧皮肤，同时又能分离眼轮匝肌与皮肤真皮的粘连，向不同方向提紧，舒平眼轮匝肌。而颞部的组织排列为我们的手术方法提供了解剖基础。

手术方法：

①术前设计：在颞部设计凸向后方的弧形切口。

②麻醉：切口和颞部用 0.5% 利多卡因 + 1/200000 肾上腺素浸润麻醉。

③剥离：沿毛囊平行的方向切开头皮达颞浅筋膜层，在皮下和颞浅筋膜眼轮匝肌之间仔细分离。根据个人的熟练习惯用锐性或钝性分离，分离达眶外侧缘，松解眼轮匝肌与皮肤之间的粘连，创面仔细止血。掀起颞部皮肤瓣，识别眼轮匝肌的外缘（一般在眶外侧 3 ～ 5cm），在眼轮匝肌外缘 1 ～ 1.5cm 处，沿眼轮匝肌外缘弧形切开颞浅筋膜达颞深筋膜浅层表面，在颞浅筋膜眼轮匝肌与颞深筋膜浅层间钝性分离。此层是一疏松组织间隙，极易钝性分离。分离的范围视眶外侧鱼尾纹的严重程度而定，越严

重，分离范围越广泛。只要保证在同一层次分离，此层次分离是安全的，向前分离可达眶外侧缘。

④筋膜悬吊：将游离松解出来的颞浅筋膜眼轮匝肌瓣舒展平整，向头向、尾向和侧向适当提紧，与外侧缘的颞浅筋膜重叠缝合固定，切除多余的部分。

⑤缝合：向外上方提紧颞部皮肤，分段切除多余的皮肤，切口分层间断缝合。

22. 额、颞部除皱术可改善面上 1/3 的老化问题

额、颞部除皱术是临床实践中较常见的一种除皱术，主要是矫正额部、眉间、鼻根、背部、眶外侧部的老化征象，故也称面上 1/3 除皱术。将额部上提术和颞部除皱术联合应用一次完成，手术效果好，恢复快，受术者易于接受。

23. 颈部除皱术矫正颈部松弛

颈部除皱术的目的是：①矫正颈阔肌松垂、颈阔肌内缘弓状挛缩形成颈阔肌匝畸形；②向上提紧颈部松弛皮肤并去除皱纹；③去除下颌下、颏下局部脂肪堆积，恢复正常的颈下颌角形态。

西方学者常在颏下切口矫正颈阔肌匝状畸形和双颏畸形，但我国少用此种手术方法，因为中国人很少见到颈阔肌内缘严重弓状挛缩的匝状畸形，即使有轻度的匝状畸形，可以经耳前、耳后切口皮下剥离并剪断颈阔肌内缘，同时将 SMAS- 颈阔肌向面后外

上方旋转提紧即可。而且中国人一般也不愿接受在颏下遗留切口痕迹。

颈部除皱术术前应检查：皮肤的弹性程度、皱纹的数量和位置；下颌下和颏下脂肪堆积的数量和位置；颈阔肌的弹性情况尤其内缘的弹性，以及颈阔肌与皮肤间的粘连情况；颌下腺是否下垂肥大。

将患者分为两组。一组为颈阔肌弹性好，下颌下和颏下无明显脂肪数量和位置的变化。另一组为颈前部显著松垂，下颌下和颏下脂肪堆积。

（1）对颈前部无明显松垂组：

①设计切口线。

②切口沿耳前自然皱褶沟弧形向下，绕耳垂至耳后，沿耳后沟自然向上至乳突水平，弧形向后至头皮内。由于颈前无明显的松垂，应尽量保持 SMAS 颈阔肌和皮肤间的纵行纤维隔联系，皮下剥离的范围相对小一些，同时吸出皮肤和颈阔肌间多余的脂肪组织。

③在耳垂前和耳垂下方切开 SMAS 颈阔肌的外缘，在 SMAS 颈阔肌下分离，范围比皮下广泛，形成一个皮肤、SMAS 颈阔肌复合组织瓣（图16）。

④将这个复合组织瓣经颈阔肌外缘向后上方旋转推进、上提，在张力下用 4 号不吸收线缝合，固定于胸锁乳突肌表面的深筋膜，去除堆积于耳垂附近多余的 SMAS 颈阔肌组织，切口对缘缝合（图17）。

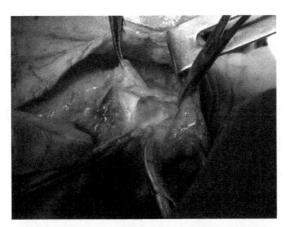

图 16　在耳垂前和耳垂下方切开 SMAS 颈阔肌的外缘，在 SMAS 颈阔肌下分离，分离范围比皮下广泛，形成一个皮肤、SMAS 颈阔肌复合组织瓣（彩图见彩插 7）

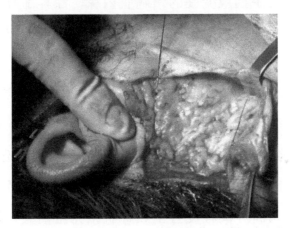

图 17　将这个复合组织瓣经颈阔肌外缘向后上方旋转推进、上提，在张力下用 4 号不吸收线缝合固定于胸锁乳突肌表面的深筋膜（彩图见彩插 8）

　　⑤将皮肤瓣向后上方提紧，在适度张力下与乳突上方的皮肤切口缝合 2～3 针，耳垂周围的其他皮肤切口采用无张力细小缝合。

　　（2）对颈部明显松垂畸形组：

　　①切口设计同前。

②根据皮肤的松弛情况和颈阔肌与皮肤的粘连情况，术前标明皮下剥离范围。此组患者皮下剥离应广泛，彻底松解皮肤和颈阔肌间的粘连。

③在直视下剪除皮下和颈阔肌间多余的脂肪组织。应特别注意，去除脂肪既要彻底，又要均匀，防止局部凹陷畸形，同时必须适度，防止真皮与颈阔肌直接粘连，皮下创面电凝止血。

④颈阔肌内缘纤维变性形成颈阔肌匝处理：

A. 轻度颈阔肌匝状畸形的处理。皮下剥离和脂肪去除完整后，在颏下用手扪及变硬的颈阔肌内缘，经耳前耳后切口用组织剪横行剪断变硬的对侧颈阔肌内缘 1 ～ 2 cm，以去除匝状畸形。同法矫正另一侧的匝状畸形。

B. 中、重度颈阔肌匝状畸形的处理。皮下剥离和皮下脂肪去除完整后，征得患者的同意，在颏下自然沟内设计 3 ～ 4 cm 的横行切口，切开皮肤，在颈阔肌浅面和深面剥离，松解颈阔肌内缘，下达甲状软骨平面。在颈阔肌内缘最僵硬处分别横行切断颈阔肌内缘，切断分离程度直至颈阔肌匝完全消失，恢复正常的颈、颏角。将切断的颈阔肌上端内缘对合缝合。

⑤在耳垂前下切开 SMAS 颈阔肌外缘，在颈阔肌下剥离，将颈阔肌外缘向后上方旋转推进上提，在张力下用 4 号不吸收线缝合固定在乳突表面的深筋膜和骨膜，剪除耳垂附近多余的 SMAS 颈阔肌组织，形成圆滑自然的颈、下颌角形态。

⑥皮肤切口的缝合除耳后乳突区的切口适度张力外，其他部分均在无张力下缝合。

全颜面年轻化手术

全颜面年轻化手术可以矫正全颜面的老化征象，达到年轻化的效果。此种手术的重点和难点是面中份的老化征象、颧部畸形、鼻唇沟加深、颊骨松垂、下颌垂肉形成下颌性中断。因为面中份组织是分层呈同心圆排列，其为面中份多层次剥离提供了解剖基础。

24. 传统面部手术的剥离层次及范围

（1）皮下剥离：

①皮下剥离的目的：矫正面部皮肤松垂；当皮肤和深层组织老化程度不一致时，必须充分剥离皮下与深层组织间的粘连，才能更充分有效地向上提紧复位深层组织。

②皮下剥离范围应考虑如下因素：

A.患者的年龄：若患者较年轻，皮肤和皮下深层组织老化程度轻，弹性好，皮肤和深层 SMAS 间的纤维纵隔联系较紧密，皮下剥离范围应小一些。这种情况只要提紧深层组织，则可使皮肤一起向上提紧。反之，皮下剥离的范围应大一些。

B. 面部皮肤和深层组织老化变性的情况：如果患者老化征象严重，必须游离松解深层支持组织（如颧弓韧带）至真皮的附着处，才能使松弛、下垂的皮肤向上提紧。

C. 吸烟的历史：如果患者吸烟历史长，吸烟量大，皮下剥离范围应小一些，以防术后皮肤坏死。

③皮下剥离技术：

如前述额部皮下是在皮下和额肌间剥离。颞部皮下是在皮下和颞浅筋膜眼轮匝肌间剥离，将颞部头皮切口向下沿耳前延长。面中份的皮下剥离是在皮下和 SMAS 之间进行。注意在颞部颞浅筋膜与颞部浅层间的剥离与颊部皮下剥离间存在组织过渡区（图10），过渡区内含有面神经分支和血管分支。面中部皮下剥离的最大范围向内可达颧大肌外缘，鼻唇沟曲线外侧，甚至超过鼻唇沟，向下达下颌垂肉的垂足外侧。皮下剥离创面应仔细止血，特别是深层支持组织（如颧弓韧带）至真皮的附着点处，由于被剥离剪断内含有小血管的分寸断端，应严密止血。

（2）SMAS 下剥离：

在面部老化过程中，皮肤弹性下降和松垂与深层组织松垂并不是在每个方向以相同的速度发展的。皮下和 SMAS 下分别剥离松解上提的优点主要是能根据他们松垂的情况向不同方向上提固定，以取得更加和谐理想的效果。临床上碰见的除皱术后形成僵硬、不自然的外表就是由于过分单纯向上提紧皮肤，而未向上提紧 SMAS 层造成的。我们既强调面部各层软组织的松垂的方向不同，同时强调不同患者之间面部各层软组织松垂的方向也是不同的。所以术前必须仔细检查每一位患者老化征象的特点，术中根据不同老化特点和手术效果的需要将已剥离松解的 SMAS 瓣和皮肤瓣向不同方向上提固定。

因为面神经的分支均走行于表情肌的深面，只要懂得面部软组织间的解剖关系，SMAS 下剥离是安全的，要充分利用 SMAS 与腮腺、腮腺咬肌筋膜和笑肌之间的关系，SMAS 下广泛剥离也是安全的。

SMAS 切开的水平线在颧弓下约 1 cm（图 18），向前可达颧骨体隆起，向下的纵向切口经耳前区，向下沿颈阔肌后缘至颈部。SMAS 与腮腺间存在一层膜状平面，在 SMAS 下剥离时，一定要保持在腮腺实质表面，防止进入腮腺体内，以免术后形成腮腺瘘。腮腺表面可用锐性剥离，到达腮腺前缘后，腮腺导管出腮腺的地方，SMAS 与腮腺粘连较紧，剥离时应注意防止进入腮腺实质。

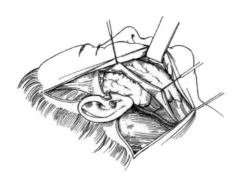

图 18　SMAS 切开的水平线在颧弓下大约 1cm

SMAS 下剥离超过腮腺前缘后，SMAS 与覆盖咬肌表面的深筋膜间存在一层疏松网状平面，此平面易于剥离。此时 SMAS 下的脂肪组织清晰可见,脂肪组织下是面神经分支,尤其是下颌缘支,SMAS 下剥离情况可达咬肌前缘。如果鼻唇沟深,可采取扩大性的 SMAS 下剥离,扩大的范围主要在颧区,将颧弓下SMAS 的水平切口继续向内延伸(图 19)使颧部的 SMAS 与颊部的 SMAS 同时剥离掀起,颧部 SMAS 下可见颧大肌和颧小肌的起点,记住面神经的分支位于肌肉的深面,剥离时切勿损伤肌肉纤维。只有将颧部与颊部的 SMAS 同时完全游离掀起,面中份的深层软组织才能有效上提复位,从而有效地矫正鼻唇沟加深。扩大性 SMAS 下剥离时应特别注意,为了能充分剥离松解上提 SMAS组织,取得更好的手术效果,必须掌握面部各层组织间的解剖关系,充分利用每层软组织间的解剖间隙(如 SMAS 与深筋膜间的组织间隙)进行剥离,可防止损伤面神经的分支。但当我们剥离时发现解剖关系不清楚时,宁可停止手术剥离,单行 SMAS 的折叠缝合,而不冒损伤面神经的风险进行剥离。

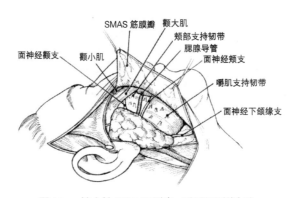

图 19　扩大性 SMAS 下剥离(彩图见彩插 9)

注:扩大的范围主要在颧区,将颧弓下 SMAS 的水平切口继续向内延伸,使颧部的 SMAS 与颊部的 SMAS 同时剥离掀起。

　　SMAS 一旦剥离松解后，就应行上提复位固定。为了获得长期持久的手术效果，就应保持 SMAS 的长期持久复位固定。影响 SMAS 长期固定的因素有咀嚼、喜、怒、哀、乐等表情肌运动，其可以产生一定的张力导致 SMAS 过早松垂，每一个人 SMAS 层的厚度也不尽相同，较薄的 SMAS 层也导致过早松垂。我们在长期的临床实践中总结出三个要点：①用不吸收的线缝合固定。②为了增加厚度，将向上提紧多余的 SMAS 组织不是切除，而是折叠成双层瓣缝合固定于颧弓骨表面，缝合 2 ～ 3 针。③将缝合固定于颧弓表面的 SMAS 瓣上缘再次缝合固定于颞浅筋膜表面，以保持 SMAS 与颞浅筋膜的联结性（图 20）。

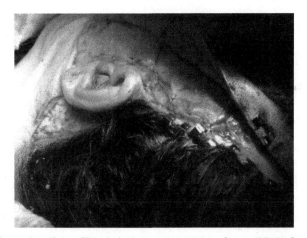

图 20　为了增加厚度，将向上提紧多余的 SMAS 组织不是切除，而是折叠成双层瓣缝合固定于颧弓骨表面，同时，将缝合固定于颧弓表面的 SMAS 瓣上缘再次缝合固定于颞浅筋膜表面，以保持 SMAS 与颞浅筋膜的联结性（彩图见彩插 10）

　　SMAS 瓣向后上方上提固定后皮肤瓣自动向上提紧，在适度张力的情况下，将皮瓣向后上方行 2 点上提缝合固定，也是皮肤瓣张力所在处，第一点在耳上约 1 cm 的颞部头皮内，第二点在耳后乳突上方。耳垂下方的切口仅作为舒平反映，不应有张力防止耳垂变形，其余切口无张力缝合（切除多余的皮肤）。

25. SMAS 多重悬吊的全颜面除皱术效果更持久

手术过程：

术前备皮，患者平卧位，常规消毒、铺巾。

用亚甲蓝设计手术切口（额部发际线切口、颞部发际线内切口、耳屏切口、耳后切口），并标记剥离范围。

先于颞颊颈部注射 0.08% 利多卡因 + 1/200000 肾上腺素配置的肿胀液。

皮下剥离时沿颞部、耳屏、耳后切口线切开，直视下锐性剥离皮下浅筋膜层到标记界限（眼外眦、颧突前、面颊前、鼻唇沟外、颈部颈阔肌表面），电凝止血。

剥离 SMAS 瓣。在耳前腮腺表面和耳下颈阔肌深面向前剥离 2.5 ~ 3.5cm（达腮腺前缘），提拉该瓣观察提升效果。部分切除（以能上提拉紧此系统于耳前筋膜固定缝合为准）或耳前 SMAS 折叠缝合，颞浅筋膜和颈阔肌上提固定缝合。彻底止血。

再于额部进行局部麻醉，沿额部发际线切口切开至帽状腱膜下疏松结缔组织层（颞部在颞浅筋膜深层），钝性剥离至眉弓上和眉间鼻根部皱纹区，将额肌以及皱眉肌行"井"字切开，充分松解，去除筋膜，提拉观察提升效果，电凝止血。

上提分层拉紧固定缝合。用 1-0 丝线将颞浅筋膜向后上提升，拉紧缝合在颞深筋膜上，用 4-0 可吸收线加固悬吊。再用 1-0 丝线悬吊腮腺部 SMAS 和颈阔肌瓣，用 4-0 可吸收线加固。用 4-0 可吸收线在口角、鼻翼外咬肌筋膜韧带前缘、颧突前和眼轮匝肌外缘上分上、中、下 6 点依次向后上悬吊 SMAS。分段去除各部多余皮肤，一般额颞部头皮去除约 2cm。在外眦上方、发际前应用 4-0 可吸收线在真皮内将外眦向上方固定于颞深筋膜，注意两侧固定点等高，一般距耳屏上 4 ～ 4.5cm。用 6-0 可吸收线缝合耳前皮下，7-0 单丝缝合皮肤，5-0 可吸收线缝合耳后皮下，6-0 丝线缝合皮肤，3-0 丝线缝合耳后发际切口。钉皮机缝合头皮全层。需放置负压引流管。术毕，剥离范围用油纱覆盖，并依次放置平纱、棉垫加压包扎。术后 2 ～ 3 天去除引流管，耳前缝线 7 天拆除，耳后缝线 10 ～ 14 天拆除，头皮钉 1 个月拆除。

面部老化是一个进行性过程，随着年龄增长面部的皮肤、皮下深层组织和骨骼都逐渐萎缩，下垂松弛的皮肤表面出现皱纹，但在手术中从骨膜下可完整剥离范围较小，整个层次较强韧没有明显上提幅度。面部 SMAS 相对较薄，越往前越薄，且与面神经联系紧密，此层不易分离过大，拉紧容易使其撕裂。进行面部除皱手术时，皮下分离只要充分，且打断一些皮肤支持韧带，就能很好地伸展上提皮肤及皮下组织。所以笔者认为，皮瓣层和 SMAS 层各层剥离上提对面部年轻化均有效，但尤以皮瓣上提为重要。众所周知，面部除皱最严重的并发症是面神经损伤，面神经位于 SMAS 下层，从耳前到鼻唇处，越往前越表浅，因此无论在哪层剥离，都是越往前安全性越差。

近几年，在面部多层组织解剖的基础上，根据多年 SMAS 分离除皱、骨膜下除皱的临床实践，为了达到既能很好的解决面部老化，尽可能的长久保持面部年轻化，又能使手术操作简单安全，有利于推广应用，我们不断地改进技术，研究多重悬吊SMAS 筋膜面颈部除皱，得到满意效果。根据面神经的解剖学研究，本方法可在安全范围内剥离，不分离颊部 SMAS，减少面神经损伤这一严重并发的发生。实践证明，SMAS 多重悬吊的全颜面除皱术，是一种操作简单、安全、效果持久的除皱术式。

26. 内窥镜骨膜下剥离额部除皱术概述

（1）内窥镜骨膜下剥离额部除皱术的历史：

1992 年 Vasconez 经内窥镜在帽状腱膜下剥离，同时切除皱眉肌和降眉肌，将额部上提后内固定至需要的高度。Liang 也成功地将内窥镜应用于额部上提术，他不但在帽状腱膜下整个额部剥离，部分切除表情肌，而且同时将激光引入内窥镜手术。1994年 Isse 改进为骨膜下剥离松解皱眉肌，保持额肌的完整性，小螺丝内固定悬吊上提组织。Isse 取得了与传统冠状切口相同的术后效果，避免了冠状切口的并发症。

Daniel 和 Ramirez 完善了内窥镜下额部除皱术，经内窥镜将额部和面部上提相结合。根据不同的患者选择不同的方法，经帽状腱膜下平面切除皱纹肌。经内窥镜将外侧眉固定在较高位置。经发际缘小切口在皮下和骨膜下剥离松解，骨膜下肌肉切除。经骨膜下剥离全额部后上提。

（2）手术原则：

①采用小切口，减少术后并发症。

②切口前后均行骨膜下剥离，而不是帽状腱膜下剥离。

③从眶缘彻底松解骨膜。

④术中切除皱眉肌和降眉肌，保持额肌的完整性。

⑤额部被上提固定在新的较高的位置，以便骨膜粘附在较高的骨表面。

（3）手术方法：

①术前检查：应将额部和上睑作为美容整体考虑。检查额部的皱纹情况、皮肤质量和患者抱怨的问题。检查眉的外行位置、眉毛的数量、上睑皮肤松弛情况、脂肪疝出的位置。制订手术方案，单纯额部上提或额部上提加上睑整形术。

②麻醉：局部加镇静或全麻。局麻采用眶周用 1% 利多卡因 + 1/100000 肾上腺素阻滞麻醉，额部和头皮用 0.25% 利多卡因 + 1/200000 肾上腺素浸润麻醉。

③切口：在前发际后头皮内设计 6 个 1.5cm 的小切口。

④剥离：

A. 头皮和额部上方在帽状腱膜下行广泛剥离，剥离的目的：一是为了内窥镜植入和建立外科器械操作的空间；二是当眶周骨膜下松解完成后利于额部皮瓣向后推动。这时剥离可在盲视下进行。

B. 眶周剥离，全额部头皮切口植入内窥镜，另一个切口植入器械进行操作，在内窥镜视下从额部中份开始切开额部骨膜，在骨膜下剥离至眶上缘，在可视下寻找眶上神经并注意保护。彻底松解眶上缘骨膜。在骨膜下剥离眶外侧缘至外眦水平，额部剥离向下至鼻根部。

C. 骨膜松解，切开骨膜在眶缘的附着处是内窥镜除皱术中最关键的步骤，既利于额部向上提紧，又利于处理表情肌。在可视下用锐利的锥形神经剥离子仔细松解眶上神经周围的骨膜，然后切开眶外侧缘的骨膜，利于眉上提，眶内侧缘的骨膜仔细切开松解，显露皱眉肌和降眉肌。

⑤表情肌的处理（图21）：可分为表情肌被去神经、横切、分离或切除。表情肌去神经的效果难以预料。表情肌的横切或分离对于皱纹较轻、皮肤较薄、表情肌力量弱的患者较合适。对于大部分患者，为了取得长期的效果，应该行表情肌切除。皱眉肌分成内、中、外三部分，外侧份在眶上神经和滑车上神经间，中份在滑车上神经和肌肉附着点间。先切除皱眉肌的外侧份，一旦切开皮下脂肪，肌肉块自动疝出，用内窥镜专用器械剪除肌肉。用类似的方法去除其他部分的肌肉。降眉肌可以部分切除，在鼻根部横行切开，肌肉越肥厚，切除越多。有时由于眉间皱纹较严重，可以部分切除眼轮匝肌。

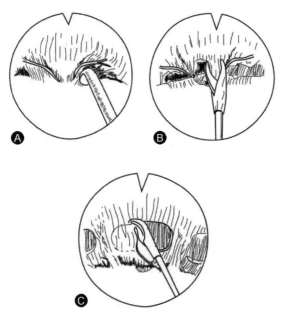

图21 内窥镜骨膜下剥离额部除皱术中表情肌的处理

（彩图见彩插11）

注：图A：钝性离断皱眉肌示意；图B：剪断降眉肌示意；图C：剪除额肌示意。

⑥上提和内固定：将以下几种方法相结合行内固定。额部中份直接将皮瓣向后滑行推进，不行内固定，依靠骨膜和颅骨的粘附愈合固定。额部外侧用小螺丝内固定，将皮瓣向外上方推进。用7号不吸收线缝合帽状腱膜，固定于小螺丝上。颞部皮瓣向外上方推进，在张力下将颞浅筋膜与深层的颞深筋膜缝合固定。

（4）术后处理：

广谱抗生素预防5天左右，最关键的是额部加压包扎，以确保骨膜粘附愈合在较高水平。

（5）骨膜下剥离的优点：

①骨膜剥离比皮下和帽状腱膜下剥离更能形成充足的腔隙，

以利于内窥镜植入，骨和骨膜组织是无血组织，利于内窥镜光源的反射。

②骨膜下剥离更安全、快捷，在一些非关键部位可以盲视剥离。

③在内窥镜下利用骨性隆起和肌肉、软组织附着更好地判断组织结构和部位。

④额部和面中份的剥离均在同一平面即骨膜下平面。

⑤由于在骨膜下剥离松解了关键部位，使额部、面中份、面下份的软组织从垂直的方向提高。如松解眶周上提眉，松解犬牙齿窝和颊脂肪垫下缘上提面中份，松解下颌缘上提下颌垂肉。

⑥骨膜下打断颧弓屏障，更利于面中份组织上提。

⑦骨膜下剥离后可使面上、中份软组织不连续垂直悬吊缝合。

⑧由于皮瓣有充足的血供，可以结合一些表浅的辅助手术，如吸脂和化学剥脱。

27. 内窥镜骨膜下剥离除皱术的分类、手术指征及手术技术

（1）内窥镜骨膜下剥离除皱术的分类：

①面上部年轻化：

A. 皱眉肌和降眉肌切除，不行额部上提术。这种方法适合不存在或轻度眉下垂，眉间皱纹严重。在内窥镜下去除皱眉肌和降眉肌。

B. 小切口眉上提：在额部发际后头皮内行 5 个 1.5cm 左右的小切口，切口前在骨膜下剥离，切口后在骨膜下或帽状腱膜下剥离。骨膜颅骨粘附愈合固定达到眉上提。

C. 内窥镜下双平面额部上提：在额部头皮内行 3 个小切口，再经切口在皮下剥离达额中份，骨膜下剥离额部。将帽状腱膜额肌骨膜上提重叠缝合固定，不切除皮肤。适合额部较高且额部皱纹较明显的患者。

（2）全颜面或次颜面年轻化手术：

A. 无皮肤切除经内窥镜全颜面年轻化手术：先将头皮内小切口行内窥镜骨膜下剥离额部上提术。经下睑缘切口内窥镜骨膜下剥离面中份，然后上提，这种方法适合 30 岁左右的患者，不需切除皮肤。

B. 内窥镜双平面剥离全颜面除皱术：这种方法是先经内窥镜下骨膜下剥离额部、面中份和下颌骨，经颧弓悬吊面中份的软组织，再经皮下剥离面中份。

（3）骨膜下剥离除皱术的手术指征：

①最合适内窥镜骨膜下剥离面部上、中份上提术的患者是 30 岁至 40 岁之间。这些患者皮肤弹性好，老化征象属于早期，以组织松垂为主。

② 40 岁至 50 岁之间的患者，皮肤弹性尚可，除了早期老化征象外，尚有下颌垂肉，颈部脂肪堆积。这些患者更合适行内窥镜下骨膜剥离上提，同时结合吸脂和无皮肤切除的额部悬吊术。

③ 50 ～ 60 岁的患者，皮肤皱纹明显，老化征象严重，行额

部小切口内窥镜的目的是减少冠状切口的并发症。此类患者应同时行开放性面、颈部年轻化手术。

（4）骨膜下剥离除皱术的手术技术：

①麻醉：最好均在全麻下进行手术。但同时应用局麻浸润，目的是减少全麻深度和减少术区出血。

②切口：头皮内 5 个小切口，剥离额、颞部。面中份和颧弓剥离经下睑切口和口内上龈颊沟切口，下颌骨剥离经过颏下切口。

③盲视剥离：额部上 1/2，颞顶部、后颞部均可在盲视下剥离。

④内窥镜下剥离：在内窥镜下剥离额部达眶缘，辨认眶上神经血管束、滑车上神经束并加以保护。辨认皱眉肌、降眉肌、眉间肌，用内窥镜专用剪刀部分去除上述肌肉。同时剥离鼻根、背部。经下睑切口剥离颧弓面中份骨膜下，剥离的范围和程度同开放性手术。在内窥镜下经颞部切口辨认帽状腱膜、颞浅筋膜、颞中筋膜和颞深筋膜的融合线。颧弓上约 2cm 切开颞深筋膜浅层。经此切口剥离颧弓表面使其与面中份骨膜下剥离的腔隙相联结，经颏下切口骨膜下剥离下颌骨，先辨认颏下神经，下颌骨的剥离外侧达咬肌，下达下颌骨下缘，经颏下切口行颈部皮下广泛剥离和去除脂肪。

⑤缝合固定：首先是颈部的悬吊缝合，将颈阔肌外缘经耳后皮下小切口悬吊缝合于乳突筋膜表面。将外眦韧带缝合固定于眶外侧缘骨膜。对改善面中份下垂最关键步骤是眼轮匝肌下脂肪垫

的悬吊固定，每侧两针，将眼轮匝肌下脂肪垫上提缝合固定于颞深筋膜表面。眉上提后的额部固定包括：头皮内永久性小螺丝固定；经头皮可去除的小螺丝固定；帽状腱膜骨膜重叠缝合固定；外部敷料加压包扎固定。

28. 骨膜下剥离除皱术使面部充分上提复位，达到年轻化效果

自从 Tessier（1980 年）将颅面外科技术应用到美容外科，通过头皮冠状切口在骨膜下剥离额部、眶周、鼻根、背部，将眼轮匝肌、皱眉肌、降眉肌、额肌的附着点松解，获得较常规方法更好的额部上提术。Psillaskl（1988 年）将骨膜下剥离技术扩大至面中部，也获得满意的术后效果。他通过新鲜尸解和临床观察发现随年龄增加，骨质脱钙，颅面骨体积缩小，骨性突起下降甚至消失（眉弓、眶缘、颧弓），面部表情肌附着点下移，表现出老化征象，软组织松垂。但在手术早期，为了防止牵拉损伤面神经颞支，只在颧弓的内侧缘骨膜下剥离。经临床观察，对面中份的上提效果不甚满意，这主要是颧弓的屏障作用。由于颞深筋膜的深、浅两层越过颧弓后一方面与嚼肌筋膜相连续，另一方面深浅两层融合后移行为骨膜。通过上提颞部深筋膜能使面中份松垂组织上提复位，因此必须在颧弓表面均性骨膜下剥离，才能打通面中份软组织上提的屏障。

广范围颧弓表面骨膜下剥离是安全的，因面神经额支跨过颧弓表面的支数为 3～7 支，且分支间形成神经丛。神经跨过颧弓

表面的解剖层在与颞中筋膜相连续的结缔组织层内，深面含有疏松组织层以及颞深筋膜浅层相连续的筋膜层和骨膜，所以只要保证在骨膜下剥离就是安全的，不会损伤面神经额支。

由于颧大肌、颧小肌均经过骨膜附着于颧弓表面，它们的附着点下移导致鼻唇沟加深。而颧弓韧带上端也附着于颧弓前下方的骨膜表面，颧大肌、小肌附着点的反方是一条强有力的纤维束，以维持面中份深层组织在正常位置。随年龄增加，颧弓韧带支持力下降，面中份软组织松垂下移堆积于鼻唇沟附近，使鼻唇沟加深。如要彻底矫正这些老化征象，上提复位面中份深层组织，就必须从颧弓表面骨膜下充分剥离、松解，既打通屏障，又松解颧大、小肌及颧弓韧带的附着点。这样就可以使面中份全层组织（表情肌、深筋膜皮肤）充分上提复位达到年轻化效果。

无耳前切口的骨膜下剥离除皱术适合 40 岁左右的患者，此年龄群面部老化的特征以面部软组织松垂为主，且松垂的速率基本一致（表情肌、深筋膜、皮肤松垂的情况基本一致），皮肤弹性好，表面皱纹轻。这些患者只需通过耳前无切口的骨膜下剥离后，就能将面中份的全层组织上提复位，矫正老化征象，取得满意的年轻化效果。

（1）骨膜下剥离除皱术的手术方法：

①手术应在全麻插管下进行，同时在额、颞、颧部术区用 0.1% 利多卡因 + 1/200000 肾上腺素行肿胀浸润，达到止血的效果。

②根据受术者额部的高度，设计双侧颞部头皮内和额部头皮

内或沿额部发际的冠状切口。

③沿切口分段依次切开头皮，头皮切口用头皮夹止血。切口深度为额顶部达帽状腱膜下疏松组织层，颞部达颞深筋膜表层。沿此层次向切口额侧分离，颞部达颧弓上缘，额顶部分离达额中部水平。切开骨膜行骨膜下分离达眉弓水平，骨膜下分离眶上缘，保护眶上神经血管束，沿眉间骨膜下继续向下分离鼻根、鼻背部骨膜。分别沿两侧眶外上缘骨膜下继续向下分离眶外缘、颧骨、颧弓内上颌骨。分别在颧弓中上份约2cm处切开颞深筋膜约3cm达颞肌表面，沿此层次向下分离达颧弓上缘，用锐性骨膜剥离子切开颧弓上缘骨膜，在骨膜下剥离颧弓表面。颧弓部的分离一定保持在骨膜下，而且必须充分剥离、松解，掀起颧大肌、小肌和颧弓韧带在颧弓附着。颧弓上缘入路的骨膜下分离和眶外侧入路骨膜下分离平面在同一层次且相通。

④根据手术操作的习惯也可选用口内入路行骨膜下分离。经上龈颊沟顶犬齿窝切开软组织约1cm，深达骨膜下，在骨膜下分离眶下缘、上颌骨、鼻骨侧面，口内入路和冠状切口入路剥离层次应相通。口内入路操作方便，利于保护眶下神经血管束。

⑤骨膜下剥离完成后，先分别将每侧颧弓上缘已切开的颞深筋膜向上提紧，重叠缝合固定于颞深筋膜表面，使面中份松垂下移的各层软组织上提复位。然后分别沿颞线在张力下将颞浅筋膜和颞深筋膜做3针埋藏缝合固定。双侧缝合固定均应在充分张力、双侧对称的情况下进行，确保双侧上提复位对称。额部的处理同前述的额部上提术。

⑥深层上提复位缝合完成后，分段切除多余的头皮组织，头皮切口分层缝合。张力在深层，皮肤切口应在较小张力下进行，防止破坏头皮毛囊血供。

（2）骨膜下综合多层次剥离除皱术：

如果年龄较大的患者，面部各层次组织老化的程度不一致，松垂的方向也不一致，皮肤弹性差，表面皱纹较深，需要切除的皮肤量比深层多（SMAS- 颈阔肌松垂明显，正常的下颌线轮廓被中断，下颌垂肉形成）。对这些患者，可先在骨膜下充分剥离、松解，使表情肌和颧弓韧带附着点上提复位。可同时将头皮切口向下延长至耳前，如颈部老化征象明显，根据需要也可将耳前切口绕耳垂至耳后，分层在 SMAS- 颈阔肌下和皮下剥离，分别将 SMAS- 颈阔肌向上提紧，去除多余的皮肤。

（3）骨膜下剥离优点显著：

①剥离是在无血管的骨膜下进行，术中、术后出血及血肿形成的机会相对较小。

②整个组织瓣（骨膜、表情肌、深筋膜、皮肤）有充分的厚度，丰富的血供，保证术后不会形成皮瓣坏死。

③骨膜下剥离松解表情肌和支持韧带附着，在深平面向上提紧恢复了肌肉和支持韧带的能力。

④面中份的表情肌借支持韧带维持着它与 SMAS- 颈阔肌之间固定关系。而 SMAS- 颈阔肌借垂直的纤维纵隔联系维持皮肤的张力。所以向上提紧可以恢复表情肌的张力，同时向上提紧也恢复了 SAMS- 颈阔肌的张力，从而也恢复了皮肤的张力。

⑤通过上提颞部筋膜，使面中份的表情肌复位，上提维持韧带使深层组织复位。既不破坏面部各层组织间相互解剖关系。矫正面中份的老化征象，又不在耳前留下切口痕迹。

随着骨膜技术的应用，技术及解剖熟练地掌握，Ramirez（1991 年）、Campo（1993 年）、Tobin（1993 年）均提出了扩大骨膜下剥离，彻底松解面中份深层组织的起点，取得了更加满意的年轻化效果。

29. 复合除皱术可以有效矫正面中、下份的老化征象

（1）复合除皱形成的解剖根据：

笔者认为复合除皱主要是矫正面中、下份的老化征象。面中、下份存在三种典型的老化征象：①眼轮匝肌向外下方松垂至颧部形成半月形隆起畸形。②鼻唇沟隆起增加。③下颌垂肉形成或下颌线中断。引起这些老化征象的解剖结构是面中、下份的皮肤、眼轮匝肌、颊脂肪、颈阔肌。年轻时这些组织相互维持初始的固有关系，随老化进展，这些深层组织张力下降、松垂，从原有的位置下移（皮肤是维持上述 3 种深层组织组织解剖关系的第4 种因素）。

年轻时，眼轮匝肌围绕眶骨形成富有张力的肌环，随老化进展眼轮匝肌渐失去张力，向外下方松垂至颧部形成新月形隆起畸形。故颧部老化征象是由于眼轮匝肌松垂所致，而过去的手术方法未重视矫正颧部老化征象。由于西方人颧部较中国人平坦，所

以，一旦形成隆起，他们认为是一种必须矫正的老化征象。

由于皮肤张力下降，颊脂肪下垂移位，在重力的作用下使鼻唇沟隆起增加，鼻唇沟加深。

随机体老化，颈阔肌张力下降、松垂，与它一起相联系的皮下脂肪、皮肤也一起松垂至下颌缘，形成下颌垂肉或使下颌线中断。

传统的 SMAS 下剥离除皱是将皮肤和深层组织分离，单纯的 SMAS 下分离破坏了 SMAS 与眼轮匝肌之间以及颈阔肌与颊脂肪之间的关系。而鼻唇沟的颊脂肪表面 SMAS 较薄或无 SMAS 存在，颊脂肪与颧大肌、颧小肌紧密相连。如果只在 SMAS- 颈阔肌下剥离，向上提紧 SMAS- 颈阔肌，对矫正下颌垂肉效果显著，而颊脂肪的复位和矫正深鼻唇沟效果不明显。

复合除皱术是经深层除皱演变而来，它的特点是皮下有约 2cm 剥离，眼轮匝肌下剥离与 SMAS- 颈阔肌下剥离相连，形成包含眼轮匝肌、颊脂肪、SMAS- 颈阔肌的复合组织瓣，皮肤作为联结媒介，在保持深层组织相互关系的基础上，将整个复合组织瓣一起上提复位，恢复年轻时深层组织的位置关系。复位的方向应与老化的方向相对。面中、下份的组织老化，下垂的方向是下内，复位的方向是上外，眼轮匝肌下垂的方向是下外，复位的方向是上内。这也是复合除皱术的优点。

（2）复合除皱术的原则：

复合除皱术的目的是使面部深层组织上提复位，所以复合除皱术的原则是一方面必须使深层组织充分松解、活动；另一方面必须使面部深层组织一起上提复位，恢复年轻时的位置关系，保持年轻时的相互联系关系。

（3）手术方法：

手术均在全麻下进行。

①皮下剥离：耳前切口仅行有限的皮下剥离（约2cm）。颈部的皮下剥离必须将皮下脂肪与皮肤相连，在颈阔肌表面进行从下颌垂肉到颈部最下方的皱纹线。

②SMAS-颈阔肌下剥离：沿耳前切开SMAS和颈阔肌外缘，上达颧部，在SMAS-颈阔肌下剥离，辨认眼轮匝肌外缘和颧大肌、颧小肌的起源。在颧肌表面剥离超过鼻唇沟，全部脂肪均保留在SMAS-颈阔肌瓣上。面下份颈阔肌下的剥离可超过面动脉水平，但不要破坏口角出颈阔肌的纤维联系。SMAS与颧大肌、颧小肌的纤维联系必须彻底松解，眼轮匝肌下的剥离必须同面部SMAS下剥离在同一平面。切除新月形下垂的眼轮匝肌部分，缝合眼轮匝肌的切口缘，将眼轮匝肌瓣向内上方上提缝合固定于眶外侧缘的骨膜表面。先将颊脂肪向上提紧复位在张力下缝合固定于面部深筋膜表面，沿下颌缘将颈阔肌向后上方提紧在张力下缝合固定在深层的肌肉表面。将SMAS-颈阔肌复合瓣向上推进在张力下缝合固定于腮腺筋膜表面。切除多余的皮肤，耳前切口无张力缝合。

③颈部剥离：同前述的颈部除皱术。先在颏下切口处理颈阔肌匝状畸形，然后沿耳后切口将颈阔肌向后上方旋转推进缝合，去除多余皮肤。

30. 面中部除皱术特别适合于行颧骨降低术后面部老化的患者

面部老化不重，出现眼袋，且不想在耳前留有切口瘢痕，面中部除皱术特别适合于行颧骨降低术后面部老化患者。

手术过程设计切口。手术在全、局麻下进行均可。

眼袋和面中骨膜下剥离：患者取仰卧位，下颏压低，两眼上视。沿下眼睑缘下侧 1～2mm 处用亚甲蓝绘出切口线，此线的外侧沿外眦联合的下方 1～2mm 处向外下延伸，其长度视下睑皮肤的松弛程度而定。沿亚甲蓝画线切开皮肤和眼轮匝肌，紧贴眼轮匝肌下继续向眶下缘分离，直至显露眶隔和膨出的眶隔脂肪为止。剪开眶隔膜，适度牵拉出眶隔脂肪后，剪除疝出部分。

继续向下分离达眶下缘切开眶颧韧带达骨膜处，避开眶下孔神经血管切开骨膜，用骨膜剥离子在骨膜下向内、下、外剥离起颧骨和上颌骨骨膜，范围是内达梨状孔缘，外达下颌骨升支前缘，下达龈颊沟顶。以剥开眼轮匝肌和颧大、小肌止点。

颞部：切开颞部头皮至颞深筋膜浅层，然后在该层进行钝性和锐性剥离，剥离范围为颞上线致颧弓上的水平，再沿颞部切口向前下至耳前区和外眦颞前部，再于皮下进行锐性剥离，范围上前同深层，切剪开外眦浅韧带，下到颧弓下剪开颧弓韧带。注意剥离的层次要一致，而且不能过深，以免损伤面神经。但是也不能过浅，以免影响皮瓣的血运，导致皮瓣的坏死和损伤毛囊毛根，致术后秃发。

切除、缝合固定：将眶颧韧带中点向上外固定于眶下缘外侧骨膜，注意下睑缘的位置。在外眦延伸切口的皮下，将多余的眼轮匝肌形成带蒂的眼轮匝肌瓣，用 4-0 可吸收线将眼轮匝肌瓣固定于此眶外侧缘的骨膜上，此点应在外眦韧带的外上方，注意调整眼轮匝肌瓣的悬吊张力。嘱受术者睁眼向上看，使下睑处于最大张力位置，向头侧牵拉外眦角皮肤切口下叶的皮肤、肌肉，去除多余的皮肤，缝合睑袋切口。

颞部外上悬挂颞浅筋膜固定在颞深筋膜上，然后通过颞部皮下剥离面找到眼轮匝肌和颧大、小肌外缘表面，分 3～4 点用 4-0 可吸收线外展向外上悬吊眼轮匝肌和颧大肌、颧小肌固定到颞深筋膜，使整个面中骨膜下剥离范围外上移位，以达到面中年轻化的目的。

将颞部皮瓣牵开，手指顶在颞部发际线处皮肤，以 4-0 可吸收缝线，直视下自颞部头皮瓣发际线无毛囊一边的皮下层进针，向外上方向，即与颞浅筋膜提拉的方向相同，横行跨越头皮瓣毛囊区，自切口的筋膜层出针，然后拉紧缝线后打结。注意双侧眉及眼角高度对称。减张悬吊的每针既能对颞部毛发区和切口减张，同时兼有提拉作用。在颞部以相同手法跨越毛囊区共行减张悬吊三针，这三针形成了一个平面，三针相互之间的距离以等分颞部发际线长度为宜，并互相平行，以完成颞部上提术。

这样睑袋去除、面中部上提和颞部上提同时进行，完成面部年轻化手术。

包扎：创面依次放置油纱、纱布、面垫后，用绷带进行包扎即可。

31. 面部年轻化手术术后并发症的出现及处理

面部年轻化手术与其他外科手术一样都有相应的并发症。随着手术难度的增加，发生并发症的机会也随之增加。患者与患者之间并发症发生的机会也不同。所以，我们必须知道并发症的引发原因，及早识别已发生的并发症，并采取合适的预防和处理手段。

（1）血肿：血肿是面部年轻化手术后最常见的并发症，血肿的变化程度很大。较小的血肿可随肿胀消退而自动吸收，较大的血肿会导致皮瓣张力增加，影响皮瓣的血液循环，应及时处理。处理要首先拆除缝线，减轻皮瓣的张力，药物镇痛、镇静，减轻患者的忧虑和不舒服，及时清除血肿，创面严密止血并加压包扎。小的血肿应以反复穿刺引流。血肿的发生率为0.3% ～ 8.1%，不同术者报道的发生率差别较大。最严重的血肿通常在术后10 ～ 12 小时内发生。常见的临床症状为面颈部或局部剧烈疼痛，引发患者烦躁。血肿的局部表现为丰满，张力明显增高，肿胀和皮肤淤血，黏膜淤血，上唇肿胀。如果上述症状持续存在，一定及时去除包扎敷料明确诊断。诊断未明确之前不要用止痛药，以免延误诊断。

并发血肿的男女比例为2 ：1，目前尚不知道引起这种差异的确切原因。可能是男性皮肤较厚，皮下脂肪血管较粗，血液供应更加充足。

术后出现血肿的原因：

①血压增高：Ress、Aston和Baker通过回顾调查分析了解除皱术形成血肿的主要原因是血压增高。而引起血压增高的原因是局麻手术术中患者疼痛紧张，术后剧烈咳嗽、呕吐、剧烈运动。应设法避免引起血压增高的因素，如药物因素中抗感染药（如 Vite E，阿司匹林，包含有阿司匹林的药物）能干扰血小板的聚集功能，应在术前12～14天和术后7～8天停用上述药物。而其他一些药物如氯贝丁酯、双嘧达莫（扩张冠状血管的药物）、磺吡酮（促使尿酸排泄药）均具有抗凝特性。应在术前停用充足的时间以使药效全部消退。

②术中止血不彻底：患者术中安静不疼痛，但术后会有疼痛和烦躁，术中药物使血管收缩，所以易产生止血不彻底，术后药物作用消失，血管反跳性扩张将导致小血管出血创面广泛渗血形成血肿。而术后加压包扎过松，包扎加压不均匀，局部凹陷趋压力过小也可导致术后创面广泛渗血形成血肿。

（2）皮肤坏死：最易出现皮肤坏死的部位是耳后和乳突区，可能的原因是这些地方皮肤较薄，同时也是面颈皮瓣的最远端。

出现皮肤坏死的原因包括：①较大范围的血肿未及时处理。②皮瓣剥离太薄，或剥离时损伤皮瓣的血管。③皮瓣远端或边缘反复牵拉，损伤皮瓣血供。④缝合张力过大。⑤吸烟者和反复行面部除皱术皮肤坏死的发生率也高。预防皮肤坏死的方法也是预防皮肤坏死形成的原因。全层皮肤坏死是皮肤内血管被破坏所致。愈合后留下不同程度的永久性瘢痕，临床较少见。多数情况是真皮浅表坏死，愈合后留下极小或不明显的瘢痕。

（3）神经损伤：耳前、颊部、耳垂下术后 2 ～ 6 周内出现暂时性麻木和感觉迟钝是外科手术不可避免的。主要是由于手术剥离损伤感觉神经小的分支。

除皱术中最易损伤的感觉神经是耳大神经。如果损伤耳大神经则会导致术后耳前、耳下、耳后区域永久感觉消失或感觉异常。损伤耳大神经最主要的原因是剥离太深，剥离穿透了胸锁乳突肌中分的筋膜，根据 Mckinney（1980 年）的尸解研究证实，如果将头向对侧转动 45° 时，耳大神经恒定跨越胸锁乳突肌中份。预防耳大神经损伤的措施有两点：一是耳后皮下剥离保持在皮下与胸锁乳突肌筋膜之间，严禁穿入筋膜内；二是行皮下 SMAS- 颈阔肌下剥离时，SMAS- 颈阔肌外缘的位置是在胸锁乳突肌前内下缘。如果术中发现耳大神经损伤，一定立即仔细吻合修复。

行额部上提时，易引起眶上神经损伤。眶上神经经眶上孔出颅进额部，将支配额部、颅顶部、上睑筋膜的感觉，一旦损伤将出现支配区域麻木或感觉下降。预防损伤的措施是将冠状切口尽量后置，距额部发际 8 ～ 10cm。掀起额部皮瓣时，距眉弓 2 ～ 3cm 时剥离平面由帽状腱膜下转入骨膜下，在骨膜下分离眉弓缘，可防止眶上神经受损。

行面中份骨膜下剥离时易损伤眶下神经，眶下神经经眶下孔出颅后分支支配下睑、颊部鼻外侧鼻上唇皮肤。避免眶下神经受损的要点有两点：一是骨膜下剥离时经口内入骨膜下；二是行面中份骨膜下剥离时用食指压住眶下孔，可防止误伤神经根部。

行面部年轻化手术时最易损伤的运动神经是面神经。而面神经永久性损伤是最可怕的，也是极少见的并发症。根据面部软组织层的吸收特点以及面神经分支走行相互吻合和支配表情肌特点，引起严重面神经损伤并发症是可以避免的。首先面部软组织是同心圆分层，每层组织间均有疏松组织间隔，为我们分层完全剥离提供了解剖的结构基础。面神经走行和功能支配也是避免面神经损伤的解剖基础。面神经各分支出腮腺各走于 SMAS 深层的深筋膜内，从表情肌的深层进入表情肌完成支配功能，具有极强的代偿作用。所以只要术者能充分了解面部软组织和面神经的解剖知识，正确掌握除皱术的基本技术，就能避免面神经永久性损伤。多数是面神经分支受损，发生率为 0.4%（Starlc，1977 年）至 2.6%，平均为 0.9%（Baker，1983 年），面神经分支受损后他们的运动功能均能在几周到 1 年内完全恢复，最长可达 2.5 年能恢复（Baker，1997 年）。

术中麻醉浸润和电凝热灼损伤面神经支恢复最快，一般在几小时至几周间，但是暂时的。

最易受损的面神经分支根据统计的文献不同而不同。McGregor（1972 年）认为除皱术中最易受损的神经分支是颊支。而王炜（1999 年）认为最易受损的面神经分支是前额支。面神经颊支由于多重分支相互间广泛联系成网状，分支受损伤的症状很轻微。前额支受损的症状表现患者额横纹消失，眉不能活动，且下垂，双眉不对称。

（4）脱发：除皱术后不同程度的较明显脱发发生率为1%（Cohen，1983年）至3%（Leist，1977年）。发生脱发的常见原因有：①缝合切口时皮瓣张力过大，致切口缘毛囊缺血脱发。②皮瓣剥离太浅，损伤了毛囊。③术中用电刀剥离或电凝止血的电热灼烧伤及毛囊。④头发较稀和家族中有秃顶遗传史的患者易发生术后脱发。

（5）切口瘢痕：除皱术后大部分患者切口瘢痕不明显。造成切口瘢痕明显的主要原因是：切口张力过大、皮肤切口血管受损。应注意的部位是耳前和耳垂周围。耳前切口即使中度张力也可引起切口瘢痕较宽。耳垂周围切口张力过大则可导致耳垂异位。所以这些部位的切口一定要小张力或无张力缝合。耳后切口最易发生瘢痕增生，一旦形成瘢痕可注射曲安西龙缓解。

（6）色素沉着：色素沉着是由于血铁黄素沉积所致。血铁黄素沉积的原因是血肿吸收后，淤斑、青紫消退，面部有毛细血管扩张的部位增加了色素沉着的机会。色素沉着多数情况下在6～8周消退，极少数患者永久存在。色素沉着无特殊的治疗方法，重点在于预防。根据形成原因防止血铁黄素沉积。

（7）疼痛：除皱术后明显疼痛是少见的。术后早期术区明显疼痛是血肿形成的征象。敷料包扎过紧可引起额部、下颌缘部疼痛。耳郭周围敷料放置不适，加压包扎后可引起耳郭压痛。耳大神经被切断后形成的神经瘤可致疼痛，治疗方法是切除神经瘤，断端吻合。

主要参考文献

[1] 张玲. 颜面除皱术及术后出现恶心呕吐并发症的临床研究. 中国协和医科大学，2009.

[2] 王祎蓉，王佳琦，于丽. 颜面部除皱术的相关解剖学研究及其术式沿革. 中国医药导报，2008，5(10)：29-31.

[3] 张志宏，李文志，王佳琦. 悬吊预控张力方法在面部除皱手术中的应用. 中国美容医学，2012，21(3)：353-355.

[4] 张玲，王佳琦. 无创或微创除皱术的临床应用. 中华医学美学美容杂志，2009，15(1)：66-68.

[5] 张志宏，李文志，欧阳钟石，等. 颧脂肪垫悬吊技术辅以 SMAS 折叠的中面部除皱术. 中国美容医学，2011，20(4)：529-531.

[6] 韩新鸣，张海明，钟亚妮，等. 全颜面及颈部除皱术缝合时间的最小化控制. 中国美容医学，2008，17(1)：33-34.

[7] 王佳琦，赵作钧，王黔，等. 浅表肌腱膜系统多重悬吊的全颜面除皱术. 中华医学美学美容杂志，2005，11(1)：1-4.

[8] 张志宏，齐杰，王佳琦，等.颞部三点减张悬吊法在面部除皱术中的应用及其临床意义.中华整形外科杂志，2006，22(2)：136-138.

[9] 王佳琦，赵敏，戚可名，等.面部三层剥离除皱术.中华整形外科杂志，2001，17(4)：244.

[10] 于丽，赵作钧，王佳琦.面部除皱术中颞浅筋膜瓣转移覆盖眼轮匝肌治疗鱼尾纹.中华整形外科杂志，2012，28(1)：6-8.

[11] 王佳琦.联合下睑袋切除及颞部悬吊行面中，颞部除皱术.第九次全国整形外科学术会议，2007.

出版者后记
Postscript

1 年时间，365 个日夜，300 位权威专家对每本书每个细节的精雕细琢，终于，我们怀着忐忑的心情迎来了《中国医学临床百家》丛书的出版。我们科学技术文献出版社自 1973 年成立即开始出版医学图书，40 余年来，医学图书的内容和出版形式都发生了很大变化，这些无一不与医学的发展和进步相关。

近几年，中国的临床医学有了很大的发展，在国际医学领域也开始崭露头角。以北京天坛医院牵头的 CHANCE 研究成果改写美国脑血管病二级预防指南为标志，中国一批临床专家的科研成果正在走向世界。但是，这些权威临床专家的科研成果多数首先发表在国外期刊上，之后才在国内期刊、会议中展现。如果出版专著，又为多人合著，专家个人的观点和成果精华被稀释。

为改变这种零落的展现方式，作为科技部所属的唯一一家出版机构，我们有责任为中国的临床医生提供一个系统展示临床研究成果的舞台。为此，我们策划出版了这套高端医学专著——《中国医学临床百家》丛书。"百家"既指临床各学科的权威专家，也取百家争鸣之义。

丛书中每一本书阐述一种疾病的最新研究成果及专家观点，

按年度持续出版，强调医学知识的权威性和时效性，以期细致、连续、全面展示我国临床医学的发展历程。与其他医学专著相比，本丛书具有出版周期短、持续性强、主题突出、内容精练、阅读体验佳等特点。在图书出版的同时，同步通过万方数据库等互联网平台进入全国的医院，让各级临床医生和医学科研人员通过数据库检索到专家观点，并能迅速在临床实践中得以应用。

在与专家们沟通过程中，他们对丛书出版的高度认可给了我们坚定的信心。北京协和医院邱贵兴院士表示"这个项目是出版界的创新……项目持续开展下去，对促进中国临床学科的发展能起到很大作用"。北京大学第一医院霍勇教授认为"百家丛书很有意义"。复旦大学附属华山医院毛颖教授说"中国医学临床百家给了我们一个深度阐释和抒发观点的平台，我愿意将我的学术观点通过这个平台展示出来"。我们感谢这么多临床专家积极参与本丛书的写作，他们在深夜里的奋笔，感动着我们，鼓舞着我们，这是对本丛书的巨大支持，也是对我们出版工作的肯定，我们由衷地感谢！

在传统媒体与新兴媒体相融合的今天，打造好这套在互联网时代出版与传播的高端医学专著，为临床科研成果的快速转化服务，为中国临床医学的创新及临床医生诊疗水平的提升服务，我们一直在努力！

科学技术文献出版社

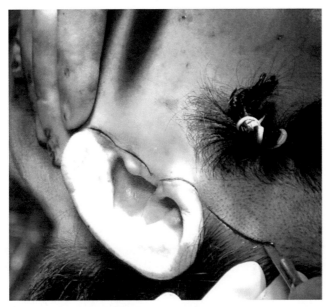

彩插 1　耳屏前切口

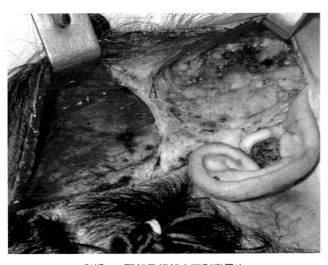

彩插 2　颞部及颊部皮下剥离层次

注：图中 A 所示为组织过渡区，颞部颞浅筋膜与颞部浅层间的剥离与颊部皮下剥离间存在该区，过渡区内含有面神经分支和血管分支。

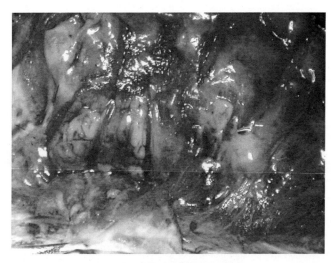

彩插 3　术中暴露皱眉肌和降眉肌

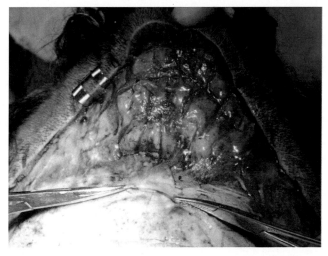

彩插4　在已分离的头皮瓣对应于鼻根部的部分，分离大小约2cm×2cm蒂位于下方的筋膜瓣，
该筋膜瓣上附带部分皱眉肌，向上翻转，并用 4-0 可吸收线将该组织瓣固定于骨膜上

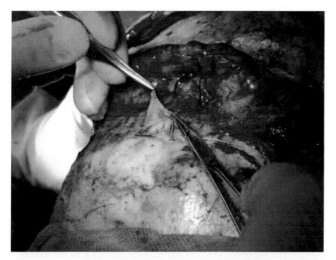

彩插 5　在该组织瓣最远端固定处的上方，分离一较上述筋膜瓣稍大的骨膜瓣（大小约 3cm×3cm），蒂恰位于筋膜瓣远端，将该骨膜瓣向下翻转 180°

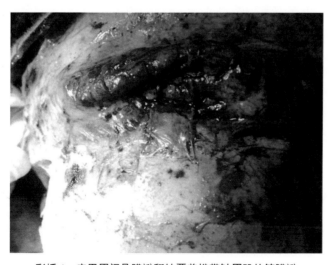

彩插 6　应用眉间骨膜瓣翻转覆盖携带皱眉肌的筋膜瓣

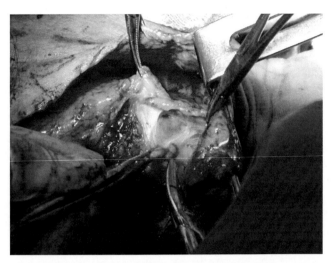

彩插 7　在耳垂前和耳垂下方切开 SMAS 颈阔肌的外缘，在 SMAS 颈阔肌下分离，分离范围比皮下广泛，形成一个皮肤、SMAS 颈阔肌复合组织瓣

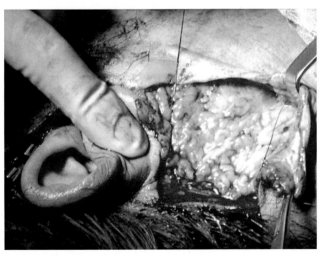

彩插 8　将这个复合组织瓣经颈阔肌外缘向后上方旋转推进、上提，在张力下用 4 号不吸收线缝合固定于胸锁乳突肌表面的深筋膜

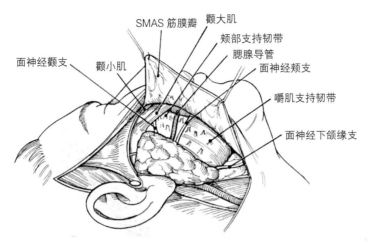

面神经颧支　颧小肌　　SMAS 筋膜瓣　颧大肌

　　　　　　　　　　　颊部支持韧带

　　　　　　　　　　　腮腺导管

　　　　　　　　　　　面神经颊支

　　　　　　　嚼肌支持韧带

　　　　　　　面神经下颌缘支

彩插 9　扩大性 SMAS 下剥离

注：扩大的范围主要在颧区，将颧弓下 SMAS 的水平切口继续向内延伸，使颧部的 SMAS 与
颊部的 SMAS 同时剥离掀起。

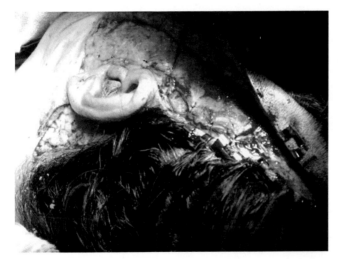

彩插 10　为了增加厚度，将向上提紧多余的 SMAS 组织不是切除，而是折叠成双层瓣缝合固
定于颧弓骨表面，同时，将缝合固定于颧弓表面的 SMAS 瓣上缘再次缝合固定于颞浅筋膜表面，
以保持 SMAS 与颞浅筋膜的联结性

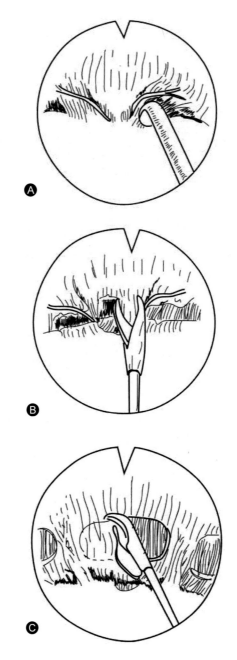

彩插 11　内窥镜骨膜下剥离额部除皱术中表情肌的处理

注：图 A：钝性离断皱眉肌示意；图 B：剪断降眉肌示意；图 C：剪除额肌示意。